みなさん、脂肪肝をナメすぎです！

生活習慣病のリスクを下げる最新知識

栗原 毅
栗原 丈徳

ワニブックス
|PLUS|新書

はじめに

健康診断で、脂肪肝を指摘されて、自覚症状もないのでそのまま放置している方がかなりの数いらっしゃるかと思います。本書を手にとられたということは、なんとなくこのまま放置しているとまずいな、とお考えなのだとも思います。

そもそも**脂肪肝とは、肝細胞内に主に中性脂肪をはじめとした脂質や糖質が過剰に蓄積した状態**のことで、過度な飲酒などが原因とされる「アルコール性脂肪肝」とそれ以外を原因とする「非アルコール性脂肪肝」のふたつに分けられます。そしてその診断は、血液検査のALT（GPT）やAST（GOT）、γ-GTPといった数値や腹部超音波検査をもとに行われます。

あまり聞きなれないかもしれませんが、健康診断結果の肝機能の欄にもあるALTやASTとはいったい何でしょう。

これらは肝細胞でつくられる酵素であり、肝臓が炎症などのダメージを受けて細胞が破壊されると血液中に放出されます（ASTは肝臓だけではなく筋肉や赤血球の中にも存在します）。つまり、これらの血中濃度が高ければ、肝臓に何らかのダメージがあるということになるのです。

このALT値に関して、興味深い動きがありました。

令和5年、日本肝臓学会総会にて「奈良宣言2023」が提唱されたのです。

「健康診断で肝臓疾患の指標となるALTが30以上であった場合、まずかかりつけ医等を受診し、必要あれば消化器内科等で精密検査を受け、肝疾患の早期発見・早期治療につなげましょう」

これが宣言の意図するところです。

B型肝炎やC型肝炎などウイルス性肝疾患は、劇的な治療の進歩によって減少しています。一方、生活習慣病の代表、脂肪肝をベースとした肝硬変、肝がんは増加。そこで「肝疾患の早期発見・早期治療のきっかけ」としてALT30以上を目安としたのです。

従来の特定健診では、ＡＬＴが51以上でないと要精査となりません。しかし、ＡＬＴが30～50でも肝生検を行うと、肝組織に炎症を認め、肝疾患が思いのほか進んでいることが多いのです。

「奈良宣言２０２３」は提言であり、必ずＡＬＴ30以上で精密検査をする必要はありません。しかし、肝硬変や肝がんになる前に肝疾患を早期に発見し、治療するきっかけとしての意義は大きいのです。

大量の飲酒が原因ではない非アルコール性脂肪肝の場合、肝硬変や肝細胞がんのリスクが高まるＮＡＳＨ（ナッシュ／non-alcoholic steatohepatitis 非アルコール性脂肪肝炎）という状態にまで進行するのは全体の２割程度ですが、だからと言って安心はできません。

それを物語るのが、奈良宣言と時を同じくして、非アルコール性脂肪肝の概念とその呼称の変更についての国際合意がなされたことです。

これまで非アルコール性の脂肪肝は、正式にはＮＡＦＬＤ（ナッフルディー／nonalcoholic fatty liver disease 非アルコール性脂肪性肝疾患）と呼ばれていましたが、「metabolic（代謝的な）」というフレーズを使ったＭＡＳＬＤ（マッスルディー／metabolic dysfunction associated steatotic liver disease 代謝機能障害関連脂肪性肝疾患）に変更されました。同様にＮＡＳＨも、ＭＡＳＨ（マッシュ／metabolic dysfunction associated steatohepatitis 代謝機能障害関連脂肪肝炎）という呼称に変更されています。

この名前は、私が35年以上前から言い続けてきた、非アルコール性脂肪肝の病態をより正確に表現するものです。

実は私は、世の中の人たちが、脂肪肝を「肝臓に脂肪がたまっているだけの病気」だとしか思っていなかった１９８７年頃から、「脂肪肝が動脈硬化の危険因子になるのではないか」という疑いを持ち、定期検診受診者の地道な追跡調査などを行って、それを証明できる結果を得てきました。そのなかで、**脂肪肝の患者は、脂肪肝のない患者に比べて、高血圧、高中性脂肪血症を合併することが多い**こと、また**脂肪肝の原因は糖質の摂りすぎにあり、そこには果糖も大きく関わっている**ことも突き止めたのです。

今から27年前の1997年にはそのことを論文として発表し、脂肪肝はNASHへのケアこそが大事だという風潮のなか、その後も書籍の執筆や取材の対応などを通じた啓発活動も重ねてきました。

近年になって、私が示してきたのと同様の研究結果が多数出されるようになり、それが2023年の概念変更と名称変更につながったのだと思います。

奈良宣言は、「健康診断などでの血液検査でALT値が30U／Lを超えた場合は、かかりつけ医などを受診しましょう」という提言ですが、ALT値が30を超えていると脂肪肝がかなり進行していて、そのまま放っておくと約10年後には糖尿病を発症するリスクも高くなります。

糖尿病は、神経障害、網膜症、腎症といった特有の合併症を起こすだけでなく、心筋梗塞、脳梗塞、そしてがんなどの大きなリスク要因となるので、「万病の元だ」と称されます。糖尿病より前の段階で非アルコール性の脂肪肝になる可能性が高いとすれば、**脂肪肝こそが本当の万病の元**なのだと言うこともできるでしょう。

ALT値が20を超えていたら、「隠れ脂肪肝」の状態にある可能性があると考えて、すぐに対処を始めてください。

残念なことに脂肪肝については その原因も含め、正しい知識がいまだにほとんど共有されていません。そのせいで、自分には無関係だと思い込んだり、たかが脂肪肝と侮ったりしている人がとても多いのです。

はっきり言って、みなさん脂肪肝をナメています。長期間、放置することのリスクを認識してほしいのです。

安心してください。正しい知識さえあれば、その改善や予防は決して難しいものではありません。**「糖質ちょいオフ」＋「タンパク質ちょいアップ」の食事療法と、「10分間の早足ウォーキング」＋「5分程度の筋トレ」という運動療法**で、脂肪肝は速やかに改善するのです。

脂肪肝の予防と改善は、深刻な肝疾患だけではなくあらゆる生活習慣病のリスクを下げることにつながります。

この本で脂肪肝を正しく知り、そして正しく対処して、将来にわたって病気を寄せ付けない健康な体を手に入れてください。

なお、第5章の「オーラルケア」に関する部分の原稿（126ページ～142ページ）は、歯科医である栗原丈徳が、そのほかは、私、栗原毅が執筆しております。

第5章 脂肪肝に効くオーラルケアと運動習慣

第6章　多くの誤解が人々の健康を脅かす

第1章

軽く見てはいけない脂肪肝

生命維持に欠かせない重要な働きを担う「体内の化学工場」

肝臓は、2500億個以上の肝細胞が集まり、2000種類以上の酵素によって、1日に1万種類以上もの化学反応を処理する、「体内の化学工場」とも呼ばれる臓器です。

その化学反応はすべて生命維持に必要なものですが、中でももっとも**重要なのが、「代謝」、「解毒」、「胆汁の生成」という3つの働き**です。

代謝というのは、分解、合成、貯蔵といった「物資を必要な形に変化させるさまざまな化学反応」のことで、それ自体は体中のあらゆる細胞で行われているものの、その中枢は肝臓です。胃や腸で吸収・分解した栄養素を活用しやすい形にして体の各部位に供給したり、別の形にして蓄えておいたりするという役割を肝

肝臓の3つの役割

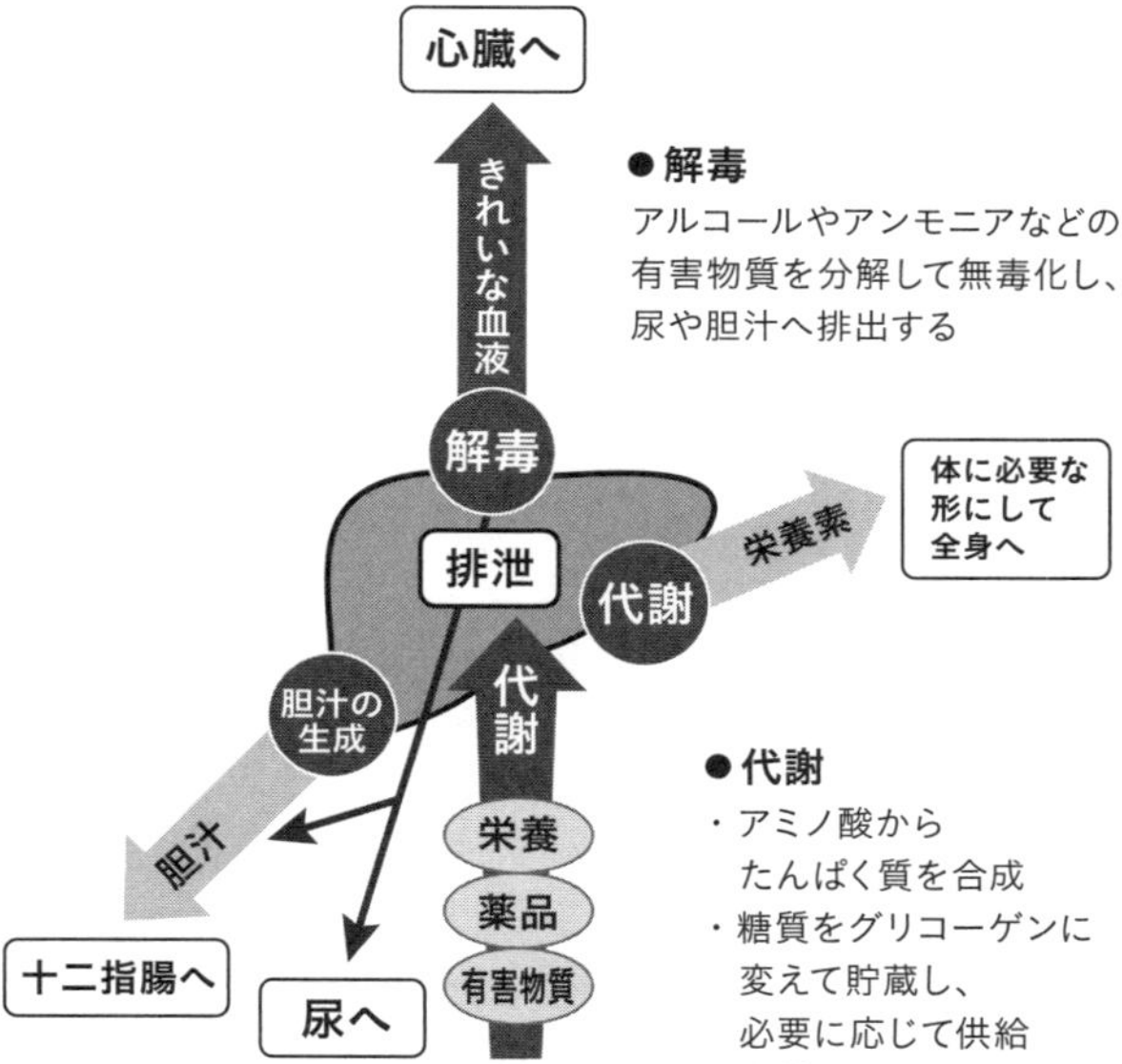

●解毒

アルコールやアンモニアなどの有害物質を分解して無毒化し、尿や胆汁へ排出する

●代謝

・アミノ酸からたんぱく質を合成
・糖質をグリコーゲンに変えて貯蔵し、必要に応じて供給
・脂質をコレステロールや中性脂肪に変えて血中に放出
・ビタミンやミネラルを合成・分解して各組織へ送る

●胆汁の生成

・脂質や脂溶性ビタミンの消化を助ける消化液（胆汁）を作る
・胆汁を介して老廃物を体外へ排出する

臓が担っています。

体内に入ってきたアルコールや、体内で発生するアンモニアなどの有害物質を無毒化して、排出しやすい形に変えて尿や胆汁に送る働きが解毒です。肝臓にこの働きがあるからこそ、体にとって害になるものを取り込んだり、発生させたりしても、私たちは健康でいられるといってよいでしょう。

胆汁の生成とは、脂肪や脂溶性ビタミンの消化吸収を助ける消化液の胆汁を作ることです。ちなみに胆汁は、肝臓のすぐそばにある胆のうで濃縮され、貯蔵されます。

このように肝臓という臓器は、私たちの生命維持、そして健康維持のための重要な働きを一手に引き受けているのです。

目立った症状が出ないからこそ、危険に気づきにくい脂肪肝

そんな肝臓に余分な中性脂肪がたまった状態が「脂肪肝」です。

「沈黙の臓器」などと称される通り、肝臓は多少の不具合があっても、わかりやすい悲鳴を上げることなく、けなげに必死で働いてくれます。肝臓に痛みを感じる神経がないことも異変に気付きにくい原因の一つだと考えられます。

いよいよ限界がきてしまえば、倦怠感や黄疸《おうだん》などの症状が見られるようになりますが、そのころにはすでに肝硬変などの深刻な状況に陥っていることがほとんどですし、肝がんにしても何かしらの自覚症状が出て検査を受けたら、相当に進行した状態だったというのはよく聞く話です。

それは脂肪肝の場合も例外ではありません。

隠れ脂肪肝の段階ではもちろんのこと、中性脂肪の蓄積が30パーセントを超えるような重度の脂肪肝になっていても、これといって目立った症状はありません。肝機能検査の数値から脂肪肝の可能性が指摘されたとしても、そのまま何もせずに放置してしまう人が多いのも、脂肪肝だからといって別に痛くも痒くも辛くもないからだと思います。

けれども**脂肪肝を放置することは、さまざまな病気のリスクに我が身をさらすこと**でもあることを決して忘れてはいけません。

アルコール性の脂肪肝を招くのは、大量の飲酒による毒性物質

体内に入ったアルコールは、肝臓の酵素の働きで分解され、「アセトアルデヒド」という毒性物質を発生させます。このアセトアルデヒドは、アセトアルデヒ

ド脱水素酵素によって酢酸に変化し、最終的には水と二酸化炭素になって排出されます。

ただし、アセトアルデヒド脱水素酵素の処理が追いつかないと、アセトアルデヒドが長く体内に留まってしまい、二日酔いなどの症状が現れます。同じ量のお酒を飲んでも二日酔いになりやすい人とそうでない人がいますが、それはアセトアルデヒド脱水素酵素の分泌量の違いによるものだと考えられています。

もちろんたまに、はめを外して二日酔いになるという程度であれば、そこまで大きな問題にはなりません。

でも大量のお酒を毎日のように飲み続けたりすると、処理しきれないアセトアルデヒドの毒性が肝細胞を傷つけ、さらには肝臓に中性脂肪を蓄積するよう促します。それが、「アルコール関連肝疾患」（alcohol associated liver disease／ＡＬＤ）と呼ばれる脂肪肝の原因です。

ここで言う「大量のお酒」がどれくらいかと言うと、具体的にはエタノール量にして1日60g以上のことです。アルコール度数5パーセントのビールのロング缶（500㎖）1本当たりのエタノール量が20gですから、**ロング缶のビールを毎日3本以上飲み続けていると、アルコール性の脂肪肝になるリスクが高まる**ということになります。

アルコール性の脂肪肝は、お酒を飲み続けている限りどんどん悪化し、アルコール性肝炎、アルコール性肝硬変へとほぼ確実に進行していきます。だから、まずは飲む量を20％減らすことから始めて、進行を食い止めることが大切です。

日本人の脂肪肝の大半は、アルコール以外に原因がある

脂肪肝の原因はアルコールにだけあるわけではありません。

日本人の脂肪肝に多いのはむしろ、お酒以外の原因で起こる非アルコール性の

脂肪肝です。原因はお酒ではないので、お酒を1滴も飲まない人であっても発症する可能性があります。

大量に飲酒しているわけではないのに脂肪肝という状態になることは古くから知られていたのですが、１９７０年代までは、そのような非アルコール性の脂肪肝は、あまり深刻に捉えられてはいませんでした。脂肪肝炎、そして肝硬変という深刻な事態に進行していく危険があるのは、アルコールが原因の脂肪肝のほうだと思われていたからです。

ところが、１９８０年になって、脂肪肝炎にまで進行した脂肪肝の患者の中に、お酒をほとんど飲まない人が含まれていることがわかりました。そこで、そのようなケースをＮＡＳＨ（ナッシュ／non-alcoholic steatohepatiti 非アルコール性脂肪肝炎）という病態として扱うことにしたのです。

1980年代から私が感じていた非アルコール性脂肪肝の危険性

腹部超音波検査が健康診断にも導入された1980年代は、日本で脂肪肝と診断される患者さんが増えてきた時期でもあります。

ちょうどその頃、東京女子医科大学附属成人医学センターで健康診断の結果についての説明を日々行なっていた私は、脂肪肝と診断される患者さんが予想以上に多いことや、当時言われていたような、肥満や糖尿病、アルコールの飲み過ぎだけが脂肪肝の原因ではなさそうなこと、そして、脂肪肝と診断された方々でその後、狭心症や心筋梗塞などの冠動脈疾患にかかる人が多いという印象を持っていました。脂肪肝を問題視するような医者はほとんどいませんでしたが、私は脂肪肝がいろいろな病気の危険因子になりうるのではないかと考えたのです。

冠動脈疾患の発生例数の比較

	対象数	心筋梗塞	狭心症	異型狭心症
非脂肪肝	1,938	3 (0.15%)] $p<0.05$	18 (0.93%)	1 (0.05%)
脂肪肝	551	4 (0.73%)	9 (1.63%)	0 (0.0%)
計	2,489	7 (0.28%)	27 (1.08%)	1 (0.04%)

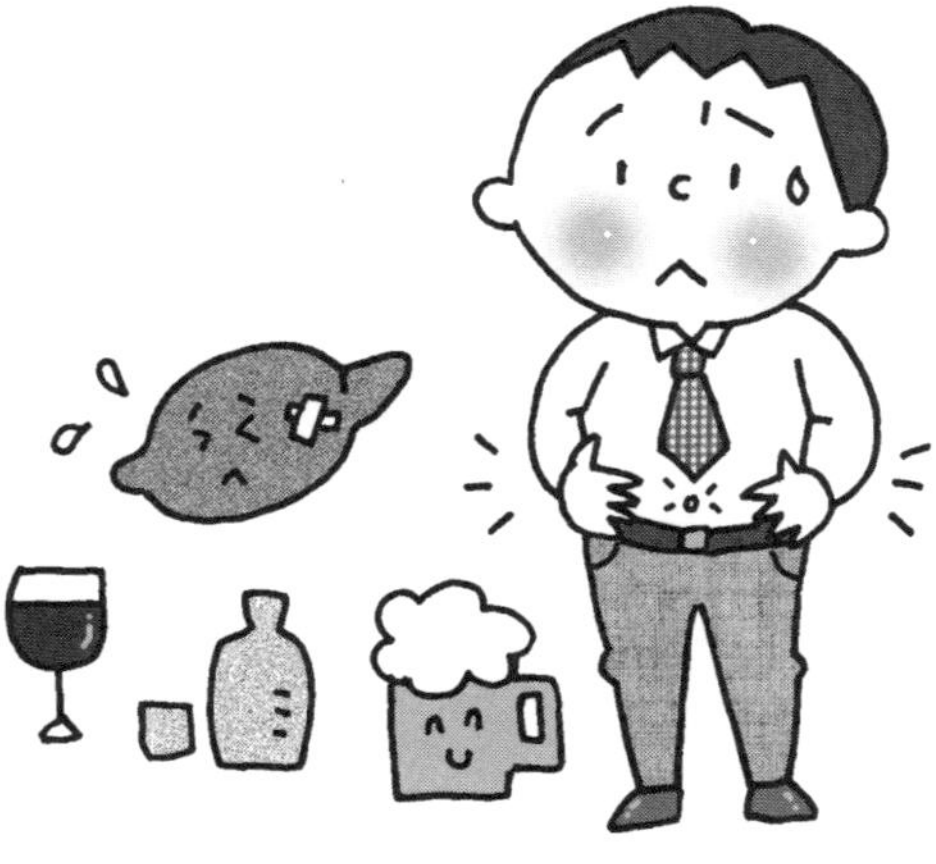

そこでまず、1987年に東京女子医科大学附属成人医学センターで定期検診を受けた約6000人を対象に、実態調査を行なってみたところ、なんと21・5%もの人たちが脂肪肝にかかっていることがわかりました。そして、肥満も糖尿病、アルコールの飲み過ぎもない、「原因不明の脂肪肝」の人もやはり多く存在していることがわかったのです。

また、1988年度に健康診断を受けた人のうち、脂肪肝の人551人、非脂肪肝の人1938人を対象に、1993年までの5年間、半年ごとに経過観察を実施した結果、冠動脈疾患の発生例数は前のページの表のようになりました。

この結果が示す通り、脂肪肝の人が狭心症にかかる頻度は非脂肪肝の人の約1・8倍、心筋梗塞に到っては約4・9倍です。この方たちは当時心筋梗塞や脳梗塞のリスクとなると言われていたLDL‐コレステロール（悪玉コレステロール）の数値は決して高くはありませんでした。

同時に、脂肪肝のある人は高血圧や糖尿病、高中性脂肪血症、低HLD‐コレステロール（善玉コレステロール）血症などの合併症を起こす頻度が優位に高いこともわかりました。

こうしたことから私は、脂肪肝が動脈硬化の危険因子になるのではないかと考え始めるようになったのです。

真っ先に脂肪がつくのは肝臓で、脂肪肝こそがメタボの第一段階である

「内臓脂肪症候群」というのは、１９８９年に元大阪大学医学部の松澤祐次教授（現・住友病院院長）が提唱した病態です。

松澤教授は「肥満の有無に関わらず、腹部ＣＴ検査から割り出した内臓脂肪蓄積を基盤に、耐糖能異常（血糖値が高い）、高中性脂肪血症、低ＨＤＬ-コレステロール血症、高血圧症を併せ持つと動脈硬化に進展する可能性が高い」ことを最

初に見出した方で、具体的な診断基準までは設定されてはいませんが、考え方は現在のメタボリックシンドロームと同じだと言えます。

内臓脂肪というのは簡単に言うと、小腸を保持している腸間膜につく脂肪細胞のことですが、その後の研究で、**内臓脂肪がいろいろな生理学的作用を持つ炎症物質を分泌していて、それが糖尿病や心疾患をはじめとするさまざまな生活習慣病を引き起こしている**ことがわかりました。

私は、臨床学的な見地からしても、また、わずか1キロ減量するだけでも急激に脂肪肝が改善する患者さんが多いという臨床的な実感からも、腸間膜より肝臓のほうに先に脂がつくのではないかと思っていました。

すなわち、「**メタボの第1段階が脂肪肝である**」というのが、私の考えだったのです。

メタボの一つとして取り入れる、脂肪肝の概念変更

２０２３年６月に、非アルコール性の脂肪肝の呼称であるＮＡＦＬＤ（ナッフルディー／nonalcoholic fatty liver disease 非アルコール性脂肪性肝疾患）の概念と呼称の変更に対する国際合意がなされました。

前述したように、従来のＮＡＦＬＤはＭＡＳＬＤ（マッスルディー／metabolic dysfunction associated steatotic liver disease 代謝機能障害関連脂肪性肝疾患）という呼称に変更され、ＮＡＳＨ（ナッシュ）もＭＡＳＨ（マッシュ／metabolic dysfunction associated steatohepatitis 代謝機能障害関連脂肪肝炎）に変更されたのです。

呼称変更の大きな理由となったのは、「nonalcoholic fatty liver disease」の中

の「fatty（脂肪の多い）」というフレーズが、差別や偏見を助長しかねないという批判がかねてからあったことです。

ＮＡＦＬＤやＮＡＳＨにはあったはずの「nonalcoholic」つまり、「非アルコール性」というフレーズが使われなくなっていることにお気づきの方もいるかと思いますが、飲酒量についてはＮＡＳＬＤ同様に男性は１日30ｇ未満、女性は１日20ｇ未満という上限が維持されています。

１日の飲酒量が男性は30ｇ以上、女性は20ｇ以上であるケースは、「ＭＡＳＬＤがあり、かつＡＬＤほどではないがある程度のアルコール摂取量がある」としてＭｅｔＡＬＤ（ＭＡＳＬＤ and increased alcohol intake）という名前が付くことになりました。

概念の変更としてもっとも重要なのは、それまでのＮＡＦＬＤの概念に、以下に挙げる５つの代謝異常のうち、少なくとも１つを認めるという条件が新たに加えられたことです。

1. 人種を考慮したＢＭＩ（肥満度を示すボディマス指数）あるいは腹囲
2. 空腹時血糖値１００㎎／dℓ以上、食後２時間血糖１４０㎎／dℓ以上、ＨｂＡ１ｃ５・７％以上、２型糖尿病の診断あるいは治療のいずれか
3. 血圧１３０／85㎜Ｈｇ以上、あるいは高血圧の治療
4. 中性脂肪１５０㎎／dℓ以上あるいは高脂血症の治療
5. ＨＤＬコレステロール40㎎／dℓ以下あるいは高コレステロール血症の治療

まさしくこれは、メタボリックシンドロームの一つとして脂肪肝を取り上げるものであり、この概念変更によって35年以上前から抱き続けてきた私の考えが、ようやく「脂肪肝の新常識」になりました。

そんなわけで、非アルコール性の脂肪肝には、ＭＡＳＬＤという新しい名前がついたのですが、日本ではまだこの名は一般的ではありませんので、本書の中で

は混乱のないよう、「非アルコール性の脂肪肝」と表現させていただきたいと思います。

ついてはいけない脂肪がつけば、問題が起こらないはずがない

肝臓につく脂肪は、「異所性脂肪」に分類されるものです。

その名からもわかる通り、この脂肪は「本来つくはずのない場所についている脂肪」です。しかも、脂肪肝というのは、私たちの生命維持のための極めて重要な働きを一手に引き受けている肝臓に「本来そこにあってはいけない脂肪」がついている状態のことですから、何も問題が起こらないとは考えられません。

それを理解していただければ、脂肪肝がさまざまな生活習慣病の元となったり、やがては命にもかかわるような深刻な病気をも引き起こしてしまう危険があるこ

とも、理解できるのではないでしょうか。

研究が進んだ近年は、**慢性腎臓病との強い関連や、がん全体の罹患率が高くなること、また、糖尿病を合併している場合はそれがより顕著になることもわかってきました**。部位別で言えば、肝細胞がんのほか、膵がん、腎臓がん、大腸がん、口腔・咽頭・喉頭がん、食道がん、そして女性の場合は、卵巣がんや子宮がんのリスクを上昇させる可能性があることが明らかになってきています。

そのほか、機能性ディスペプシア（明らかな胃の異常は見つからないのに胃もたれやみぞおちの痛みなどの症状が現れる病気）、胃食道逆流症、認知症、うつ病、睡眠障害、不妊症、サルコペニア（加齢に伴う筋力低下）、ロコモティブシンドローム（移動機能の低下をきたす運動器の障害）、骨粗鬆《こつそしょう》症などの発症や悪化にも非アルコール性の脂肪肝が関与している可能性があるという報告もあります。

脂肪肝の正しい知識は、ほとんど共有されていない

近年の報告では、**日本における非アルコール性の脂肪肝の患者は、全人口の25・5%**に達しており、２０３０年には39・３%、２０４０年には44・４%にも達するとも推測されています。

ただしこれは、脂肪肝の確定診断を受けるであろう人の割合なので、その前段階にある「隠れ脂肪肝」の人も含めれば、さらにこの数字は大きくなるはずです。

少なくとも、将来にわたってもずっと脂肪肝とは無縁でいられる人は、かなりの少数派だろうと私は考えています。

アルコール性の脂肪肝も、深刻な疾患であるのは間違いありませんが、「大量の飲酒をしない」という比較的わかりやすい対策をとれば予防できるものですし、

お酒の飲み過ぎは体によくないというのも広く知られた事実です。もしもアルコール性の脂肪肝を発症したとしても、「原因に全く心当たりがない」と驚くようなことはおそらくないでしょう。

非アルコール性の脂肪肝の場合、実は決して甘く見てはいけない病気であるにもかかわらず、そのメカニズムや予防するための対策についての正しい知識は、残念ながらほとんど共有されていません。何気なく続けていることのみならず、**健康にいいと思って続けている生活習慣の中にさえも、脂肪肝を引き起こす原因は多く含まれている**のです。

第2章

脂肪肝と無縁な人はほとんどいない

非アルコール性の脂肪肝の原因は、脂肪ではなく糖質の摂りすぎ

メタボの発症には、日本人の食生活が欧米化し、高脂肪、高カロリーになったことが大きく関わっていると指摘されています。

ただ、私はカロリーというより、**炭水化物の過剰摂取が大きな原因**だと思っています。脂肪肝の患者さんに食事内容を記載していただき1年間の経過観察を行うと、脂肪肝が改善している方は総じて炭水化物の摂取量を減らした方だったからです。

また、1万2000人のアメリカ人を対象に行った実態調査によれば、総カロリーに対する炭水化物の占める比率が60％以上の人は、40～60％未満の人に比べ、メタボになる割合が1・7倍にも上ることもわかっています。

ではなぜ炭水化物の摂りすぎで肝臓に脂肪がたまるのでしょうか。

そこには、肝臓の重要な働きの一つでもある「代謝」が大きくかかわっています。

炭水化物は、もっとも分子の小さい単糖類であるブドウ糖や果糖に分解されてから、体内に吸収されます。

そのうちのブドウ糖は、腸を取り巻く毛細血管から血中に取り込まれ、門脈という血管を通って肝臓に直接運ばれたあと、そのまま各器官の細胞に供給され、エネルギー源として消費されます。

摂りすぎたり、使いきれなかったブドウ糖があると、肝臓はそれをグリコーゲンに変えて貯蔵します。貯蔵されたグリコーゲンは、血液中のブドウ糖が不足した際には肝臓の働きによってブドウ糖に戻され、ふたたび血液中に放出されます。

ただし、グリコーゲンの貯蔵量には限度があります。だから、ブドウ糖が限度を超えて送り込まれた場合には、肝臓はそのブドウ糖から中性脂肪を生成するのです。

中性脂肪は脂なので、水分を多く含む血液に溶け込むことはできません。そこで、たんぱく質などと結合して水溶性のＶＬＤＬ（超低密度リポたんぱく）という形に一時的に変わります。

ＶＬＤＬが血液に乗って送り出され、筋肉などに到達すると「リポたんぱくリパーゼ」という酵素の働きで中性脂肪に分解されてエネルギーとして使われます。

ところが、肝臓に送られてくるブドウ糖の量があまりにも多く、中性脂肪が次々に生成されると、肝臓でＶＬＤＬを作る力が許容量オーバーに陥ります。そのせいで、生成した中性脂肪をそのまま肝臓にためていくしかなくなっていきます。その結果、脂肪肝がすすんでしまうのです。

しかも、この過程はいとも簡単に起こります。

例えば**毎日遅くまで飲酒をして、シメのラーメンも残さず食べるという生活を1週間続ければ、ほとんどの人は脂肪肝になる**ことを覚えておいてください。

脂質は摂りすぎたとしても、脂肪肝の原因にはなりにくい

「脂肪肝」という名前や、「肝臓に脂肪がたまる」という表現から受けるイメージからか、脂肪を摂りすぎるから脂肪肝になるのだろうと思い込んでいる人がとても多いのですが、それは大きな間違いです。

食べ物から摂取した脂質は消化酵素の作用で脂肪酸とグリセリンに分解されますが、腸の細胞に吸収される際には再び中性脂肪に再合成されます。

この中性脂肪は特定のたんぱく質と結合し、カイロミクロンと呼ばれるリポたんぱく質に変わります。カイロミクロンは肝臓で作られるＶＬＤＬよりも含まれる中性脂肪の量が多く、その90％は中性脂肪でできています。

カイロミクロンは腸の周りの毛細リンパ管から吸収され、リンパ管や胸管を経

由してから血液中に入ります。その後、肝臓に運ばれますが、すでにリポたんぱく質の状態になっているので、そのまま全身へと送り出されていくのです。

だから、仮に多くのカイロミクロンが送り込まれてきたとしても、脂肪肝の原因にはなりにくいのです。

また、脂質は細胞を作ったり、さまざまなホルモンを作る際の材料となるなど体の中での使い道が多く、多く摂ったとしても、余るということは実はあまりありません。水に溶けにくいという性質のせいで吸収効率も悪いので、**脂肪は多少摂り過ぎても肥満の原因にはなりにくい**と言われています。

三大栄養素の残りの1つであるたんぱく質の場合は、アミノ酸の形でブドウ糖同様に門脈を経由して肝臓に運ばれます。アミノ酸が余ってしまった場合は、肝臓でブドウ糖に変換されます。アミノ酸由来であってもブドウ糖であることに変わりはないので、その後の経緯はブドウ糖と同じです。そういう意味で言えば、たんぱく質の取り過ぎで脂肪肝につながる可能性がまったくないわけではありません。

ただし、たんぱく質も脂質同様に筋肉を作る材料になるなど体の中での使い道はたくさんありますし、激しい筋トレをするわけでもないのに濃度の高いプロテインを大量に摂り続けるというような極端なことをしない限り、たんぱく質が脂肪肝の原因になることはあまりないのではないでしょうか。

1日に3杯の白いご飯には、角砂糖42個分の糖質が含まれている

私たちが主食として食べている米、小麦、そばなどの穀類には多くの糖質が含まれています。

例えば、炊いたご飯（白米）の糖質量は１００g当たり35・６gなので、茶碗１杯（中盛り程度／１５０g前後）では、53・４gの糖質が含まれるということ

です。53・4gという数字を見るだけでは、多いのか少ないのかピンとこないかもしれませんが、この糖質量は角砂糖に換算するとなんと約14個分弱に相当します。

自分の健康にはどちらかというと無頓着という人であっても、14個分の砂糖を食べたりはしないでしょうが、1日3食白いご飯をしっかり食べていると、それだけで1日になんと42個もの角砂糖を食べている計算になるのです。

中には、健康のために玄米を食べているという方もいらっしゃるでしょう。

ご飯一杯分の糖質量

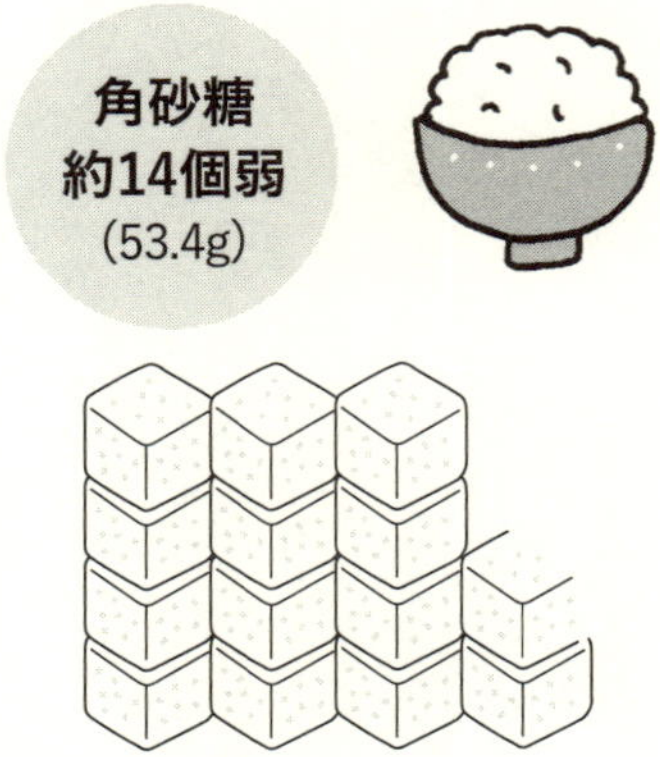

穀類の糖質量

	食品名	糖質(g)	たんぱく質(g)	カロリー(kcal)
糖質が多い食品	ご飯（150g）	53.4	3.0	234
	もち（50g）	25.1	1.8	112
	食パン（6枚切り1枚）	25.3	4.4	149
	フランスパン（40g）	21.9	3.4	116
	ゆでうどん（250g）	50.7	5.8	238
	干しそば（ゆで・260g）	53.6	10.1	294
	中華そば（ゆで・190g）	50.2	9.1	253
	スパゲティ（ゆで・220g）	64.2	11.7	330
	シリアル（30g）	24.4	2.0	114

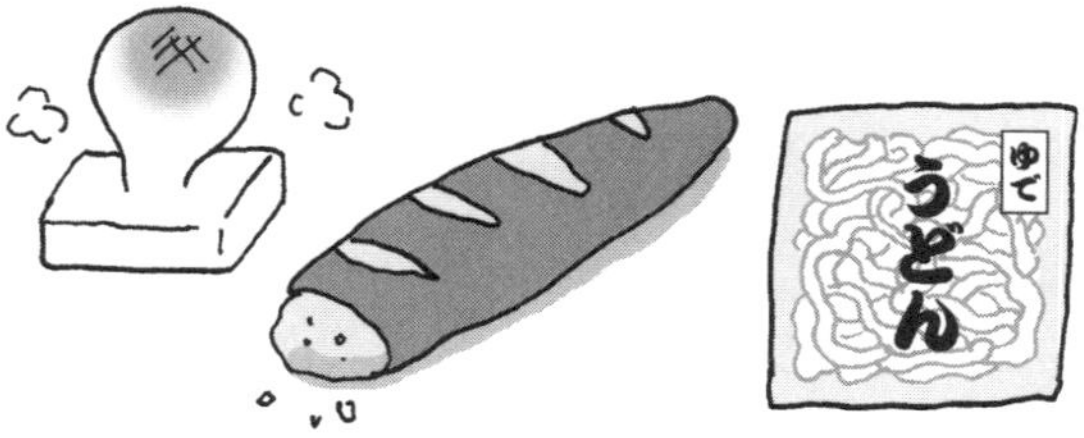

でも、玄米の糖質量も100g当たり34・2gなので、中盛りの茶碗1杯なら51・3gです。玄米には白米にはない栄養素がたくさん含まれているとはいえ、糖質量で言えば白米とあまり違いはありません。玄米も普通に食べれば、大量の角砂糖と同じだけの量の糖質を摂ることになってしまいます。

そのほか、パンやうどん、そばなどほかの穀類に含まれる糖質量も前ページの表に示すようにかなり高めです。また、ジャガイモやさつまいもなどの芋類や、ゴボウやカボチャなどの一部の野菜にも糖質が多く含まれています。

どの世代の人も糖質を摂りすぎる傾向がある

私が考える、1日の糖質摂取量の推奨値は、男性は1日に250g、女性は200gです。

一日の食生活で摂取している糖質量

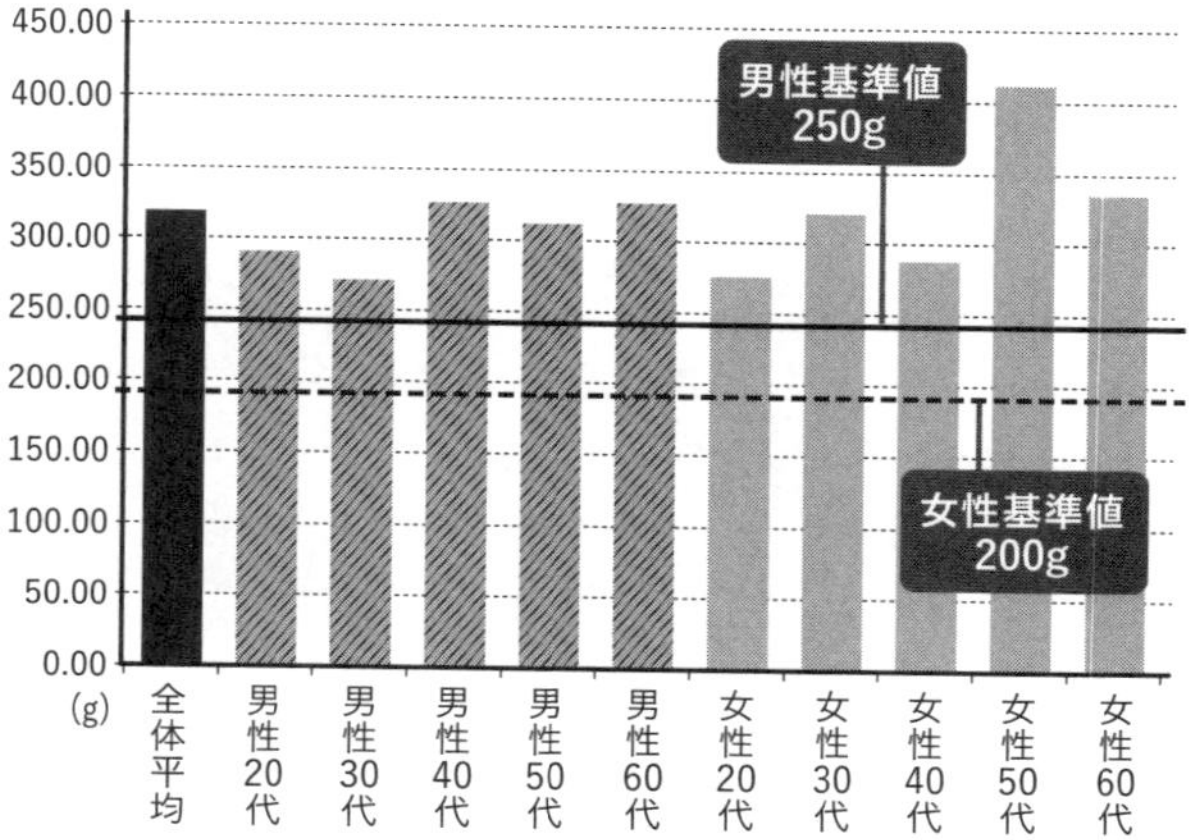

なお、この推奨値は1日の摂取必要カロリー（男性１８００㎉、女性１６００㎉）を、糖質：タンパク質：脂質＝５：３：２として糖質のカロリーを男性９００㎉、女性８００㎉と算出し、それをg数に換算（１g当たり４㎉）して導き出したものです。

上に示すのは、２０１５年にサッポロビール株式会社が私の監修のもと20～60代の男女１０００人に行った「食習慣と糖に関する実態調査」で、１日の食事でどれくらいの糖質を摂取しているのかを、世代別に示したものです。

全体平均では320・23gですが、特に**50代の女性は1日に平均して400g以上と基準値の約2倍もの糖質を摂っている**のです。若い頃に比べると食事量は減っているはずの60代の人たちも、男女ともにかなり多くの糖質を摂っていることがわかります。

おそらくこれは、胃の負担になるのを避けたくて脂肪分の多い肉などを避け、比較的消化のいいご飯やパン、麺類などでお腹を満たしている人が多いせいでしょう。ご飯やパン、麺類などの炭水化物には多くの糖質が含まれるので、これらを食べる量が相対的に多くなると、摂取する糖質量も多くなるのです。

ごく普通の食生活でも糖質の過剰摂取は簡単に起こる

例えば会社勤めをしている男性の場合、次のような食事の摂り方がよくあるパターンなのではないでしょうか。

朝食

・トースト（６枚切り）２枚
・ハムエッグ
・野菜ジュース（市販のもの２００g）
・ヨーグルト（加糖・市販のもの１パック１００g）

昼食

・みそラーメン
・半チャーハン

間食

・どら焼　1個

夕食

・ビール（中ジョッキ）2杯
・とんかつ（ロース肉150g）
・キャベツの千切り（100g）
・ポテトサラダ（100g）
・ごはん中盛り（150g）1杯

デザート

・りんご½個（１５０ｇ）

「まさに昨日の自分の食事だ！」と思った方も中にはいるかもしれません。
では、このような食事だと、どれくらいの糖質を摂ることになるのかを書き加えてみましょう。

朝食

・トースト（６枚切り）２枚　**糖質量**25・3×2＝50・6ｇ
・ハムエッグ　糖質量０・６ｇ
・野菜ジュース（市販のもの２００ｇ）**糖質量**13・6ｇ
・ヨーグルト（加糖・市販のもの1パック１００ｇ）**糖質量**11・9ｇ

昼食

・みそラーメン　**糖質量** 70・3g

・半チャーハン　**糖質量** 37・1g

間食

・どら焼　1個　**糖質量** 44・8g

夕食

・ビール（中ジョッキ）2杯　**糖質量** 15・5g

・とんかつ（ロース肉150g）　**糖質量** 16・9g

・キャベツの千切り（100g）　**糖質量** 3・4g

・ポテトサラダ（１００g）　糖質量 ７・２g
・ごはん中盛り（１５０g）１杯　糖質量 53・４g

デザート

・りんご½個（１５０g）　糖質量 21・４g

すべて足すと、１日の食生活で摂取している糖質量は３４６・１gということになります。これは、51ページのグラフで示した「男性40代」の糖質の摂取量にかなり近い数字だということがおわかりでしょう。

糖質過多というのはこのように、多くの人が「ごく普通」と感じている食生活で、いとも簡単に起こってしまうのです。

カロリーを気にしている人ほど、糖質を摂りすぎている

次ページの棒グラフは、全回答者の中で基準値以上の糖質を摂取している人の割合を示したもので、どの世代も高い値を示しているのがよくわかると思います。この値の高さがまさに、脂肪肝を発症するリスクを抱えている人がいかに多いのかをよく物語っているのではないでしょうか。

また、折れ線グラフで示したのは、「食生活でカロリーを意識している」と答えた人の中で、基準値以上の糖質を摂っている人の割合です。

女性はすべての世代を通して80％以上ですし、男性は一番低い30代でも約70％です。ほとんどの人たちがカロリーは意識しているのですが、逆に糖質を摂りすぎていることがわかります。

基準値以上の糖質を接種している人の割合と
カロリーを意識しているのに
糖質を接りすぎている人の割合

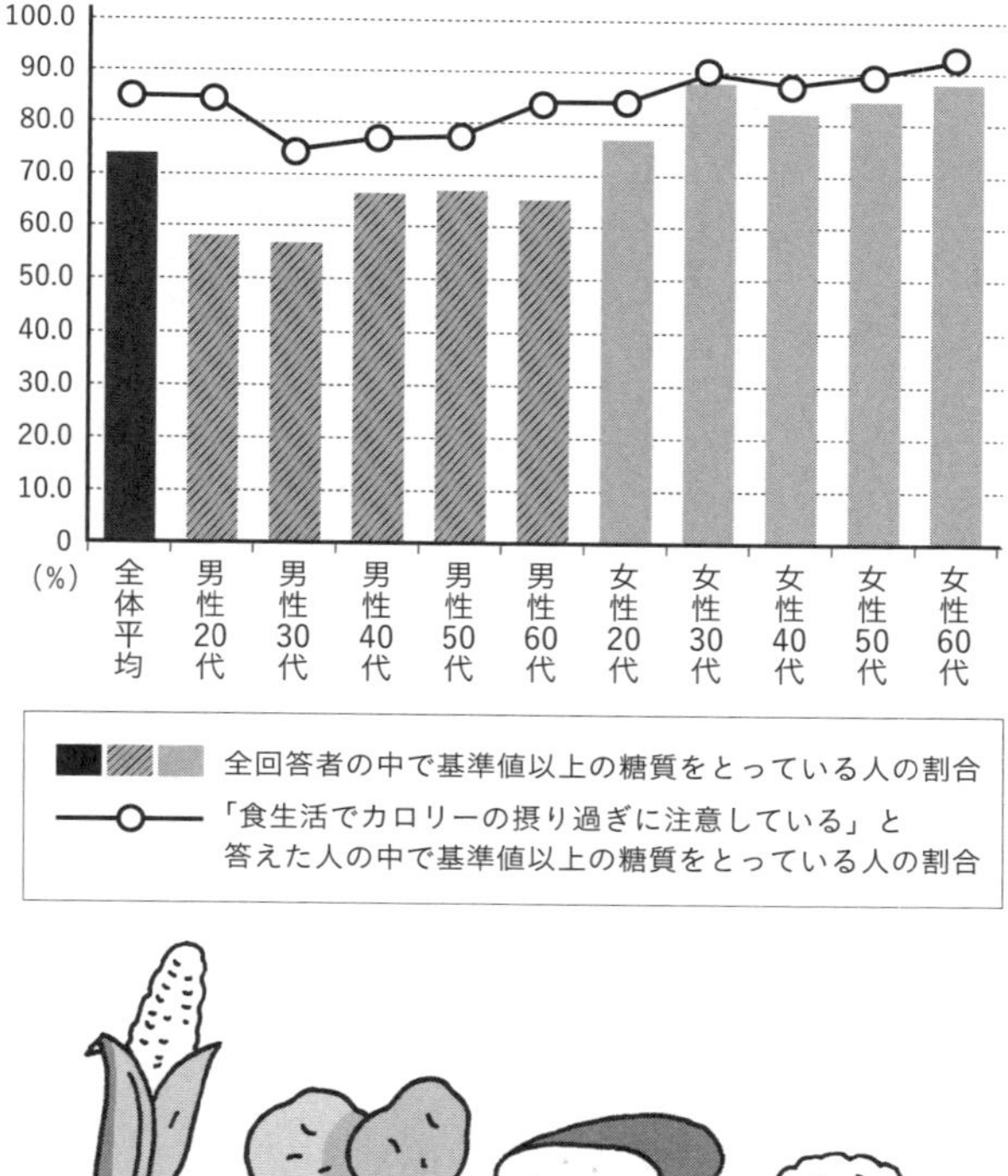

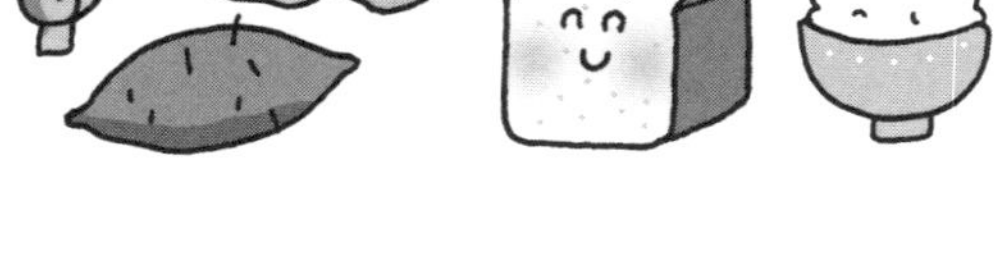

アルコール同様、太り過ぎが体に良くないことは多くの人が知る事実ですから、健康のためにあるいは美容的な観点から、肥満の人はやせるために、今のところ適正体重の人もあまり太らないように、ダイエットのことをいつも気にしているという人は多いはずです。

その時、多くの人が選ぶのが「カロリー制限で痩せる」という方法でしょう。特にダイエットをしているわけでなくても、健康のために少しでもカロリーの低いものを選ぶようにしているという方も少なからずいらっしゃるのではないでしょうか。

けれども、**高カロリーのものを避け、低カロリーのものを積極的に選ぼうとすることが、糖質の摂りすぎにつながってしまうこともある**のです。

それもまた、思いがけず脂肪肝になってしまう人が多いことの原因なのかもしれません。

糖質を制限しすぎた場合も、脂肪肝になる可能性がある

減量を目的にする場合も、カロリーを制限するより、糖質を少し減らす「糖質ちょいオフ」のほうが、高い効果が期待できます。

肉などは制限なく食べられるぶん空腹感に苦しめられることもないので継続もしやすく、カロリー制限ダイエットではいつも挫折してしまってまったくやせられなかったのに、糖質を1～2割減らしてみたら、あまり辛さを感じることもなく簡単にやせたという話もよく耳にします。

ただ、中には、短期間のうちに一気に痩せようとして、糖質をほとんど摂らないというような極端なやり方をする人もいるようです。

けれどもそれはとても危険な方法です。

脂肪肝のある人が糖質をほとんど摂らない食生活を続ければ、肝臓にためこんだ脂肪がエネルギーとして使われるので、確かに一時的には脂肪肝も改善します。

ところが肝臓には、生命を維持するための備蓄として肝細胞の3～5パーセントには中性脂肪を確保する仕組みが備わっているので、糖質がほとんど入ってこず、その備蓄分まで枯渇してしまうというのは、それはそれで命にも関わる非常事態なのです。

そんな異変を脳が察知すると、体中の中性脂肪を肝臓に送るよう働きかけ、その指令に応えて、全身の中性脂肪がどんどん肝臓に集まってきます。その結果、一時的に改善していた脂肪肝が今度は一気に悪化に転じ、これまで健康だったはずの肝臓にも脂肪がたまり始める「低栄養性脂肪肝」、いわゆる「ダイエット脂肪肝」になってしまうことがあります。

もちろん糖質を摂りすぎないことは、脂肪肝の予防や改善のためにはとても大切です。だからと言って、**糖質を一切摂らないという極端なやり方をしてしまう**

と**「体はやせるけど、肝臓は太る」**ということになり、大きく健康を損ねてしまうことにもなりかねません。

非アルコール性の脂肪肝の患者のうち、５人に１人は太っていない

ＢＭＩ（Body Mass Index／ボディマス指数）とは、体重と身長から算出される肥満度を表す体格指数のことです。計算式は、体重(kg)÷身長(m)の２乗なので、例えば、身長が１７０cmで体重65kgの人の場合は、65÷（１・７×１・７）＝22・49ということになります。

その数値により、次ページの図のように肥満度が分類され、日本においては「ＢＭＩ25以上」が肥満と判定される基準になっています。

非アルコール性の脂肪肝の人は肥満を伴うことが多いのですが、日本を含めた

肥満度分類

BMI（kg／㎡）	判定	WHO基準
18.5以下	低体重	Underweight
18.5～25未満	普通体重	Normal range
25～30未満	肥満（1度）	Pre-obese
30～35未満	肥満（2度）	Obese class Ⅰ
35～40未満※	肥満（3度）	Obese class Ⅱ
40以上※	肥満（4度）	Obese class Ⅲ

アジア人の場合は肥満がなくても発症しているケースが欧米人に比べて多い傾向があると言われています。

私が診てきた患者さんにも決して太っていないのに脂肪肝という人は案外といらっしゃいますし、日本における非アルコール性の脂肪肝の患者のうちの20・7％はBMIが23以下の人であることもわかっています。

アメリカの場合は、非アルコール性の脂肪肝の患者うち、肥満を伴わない人はたった４％だと言われているので、日本の数字は明らかに高いと言ってよいでしょう。

肥満を伴わない脂肪肝が、日本人などのアジア人に多く発症する理由については、遺伝的な要因や体質の違い、そして腸内細菌叢《ちょうないさいきんそう》の変化などが考えられます。

また、さまざまな研究や調査結果から、欧米人の場合も、アジア人の場合も、肥満を伴わない非アルコール性の脂肪肝は、ＮＡＳＨ（現行のＭＡＳＨ）に進行するリスクはあまり高くないと考えられています。

だからと言って、「肥満がない人の脂肪肝はあまり心配はない」と考えるのは早計です。

なぜなら、日本における調査では、心疾患や呼吸器疾患、がんなどでの死亡リスクは肥満型の脂肪肝と同様に高く、高齢者に限って言えば、むしろ肥満を伴わない人のほうが高いという結果が出ているものもあるからです。

脂肪肝である限り、たとえ体はやせていたとしても安心などできません。**太っ**

ていない人は自分が脂肪肝であることを自覚しにくいということを考え合わせれば、むしろ危険が大きいと言うこともできます。

「果物は太りにくい」と思い込むと、肝臓に脂肪が溜まっていく

肥満がないのに非アルコール性の脂肪肝を引き起こす理由の一つとして考えられるのは、果物に多く含まれる「果糖」の摂りすぎです。次のページに示すように、果糖はブドウ糖と同じ単糖類で、これ以上分解されない糖質の最小単位なので、腸からそのままの形で吸収されるという特徴があります。

砂糖はブドウ糖と果糖が1分子ずつ結合した二糖類で、穀類などのデンプンはブドウ糖が多数結びついた多糖類です。これらはブドウ糖や果糖に分解されてから腸から吸収されます。逆に言うと、多糖類であるデンプンは、何度も分解と合

炭水化物の分類

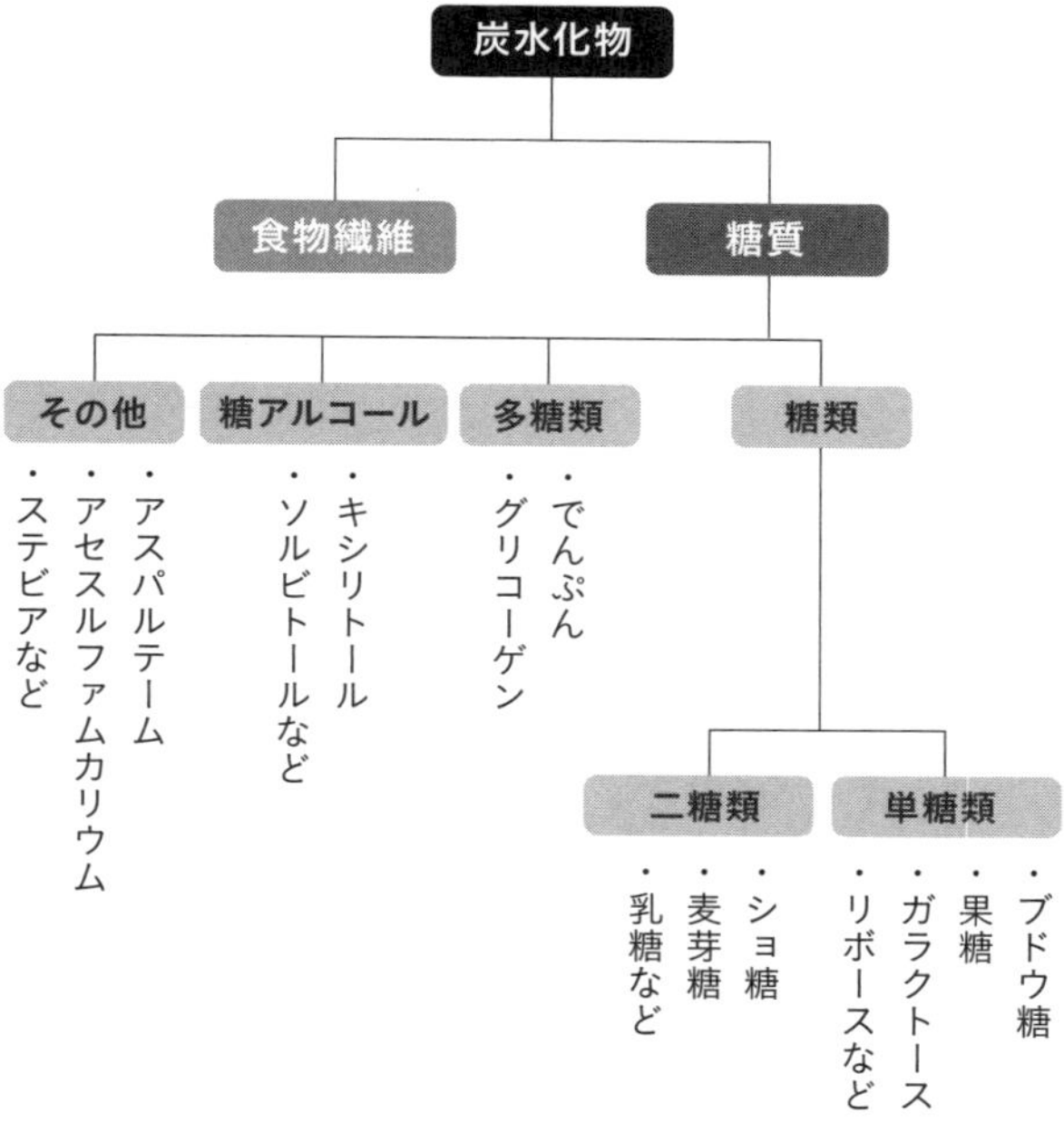
炭水化物
食物繊維
糖質
その他
・アスパルテーム
・アセスルファムカリウム
・ステビアなど
糖アルコール
・キシリトール
・ソルビトールなど
多糖類
・でんぷん
・グリコーゲン
糖類
二糖類
・ショ糖
・麦芽糖
・乳糖など
単糖類
・ブドウ糖
・果糖
・ガラクトース
・リボースなど

成を繰り返してブドウ糖の形にならないと吸収されません。そのぶん無駄が生じるので、砂糖（ショ糖）に比べるとよくも悪くも吸収効率は悪くなります。

ウサギに特殊なエサを与えて脂肪肝を作ることができることからヒントを得た私は、エサに果糖、ショ糖、デンプンを混ぜたウサギの脂肪肝の程度を比較する実験をかつてしたことがあります。

結果は予想通りで、やはり果糖を混ぜたエサを食べたウサギの脂肪肝の程度が強く、次がショ糖、もっとも軽かったのがデンプンでした。

最近の海外の研究で、一定の範囲内であれば小腸の細胞で処理されることがわかってきましたが、その処理能力を超えて摂りすぎた果糖はそのまま直接肝臓に向かい、そこですぐさま中性脂肪に合成されます。同じ単糖類でもブドウ糖とは代謝のメカニズムがまったく違うので、血糖値を上げることはありませんが、中性脂肪に変わることに変わりはないので「果物を食べても太らない」ということはありません。

血糖値を上げることなく、脂肪肝を進ませるという意味では、果糖のほうがブドウ糖よりタチが悪いとも言えます。

私が診ていた患者さんの中にも、1週間毎日のようにシャインマスカットを食べていたせいで、脂肪肝を一気に悪化させてしまった方がいらっしゃいました。甘いシャインマスカットにはかなりの果糖が含まれているので、その果糖がたった1週間で肝臓の細胞の中の脂肪として蓄積したのです。

また、私が東京女子医科大学附属成人医学センターで実施した脂肪肝実態調査での食事に関するアンケート調査でも、脂肪肝の人は果物を野菜と同じだと思い込んで、必要以上に多く食べているケースが見受けられました。

たとえ体は太っていなくても、普段果物をたくさん食べるなどして、果糖を摂り過ぎている人は体の中で脂肪肝が進んでいる可能性があるかもしれません。

しかも果糖は、タンパク質を糖化させる効率がブドウ糖の10倍も高いと言われています。

糖化というのは、体内に余った糖がタンパク質を劣化させてＡＧＥｓ（終末糖化産物）という老化物質を生成する反応のことです。このＡＧＥｓは体の老化を進めるのみならず、体調不良を引き起こしたり、糖尿病や高血圧、がんなど、さまざまな病気のリスク要因となると考えられています。

果物には、ビタミンや酵素も豊富なので、たくさん食べることで健康になれると考えている人は多いかもしれません。

けれども、そこに多く含まれる果糖のリスクに目を向けずに摂りすぎてしまえば、知らぬ間に脂肪肝を発症し、それがさまざま病気の引き金にもなりかねないことをどうか忘れないでください。

動かなくてもいい便利な生活が、脂肪肝の悪化に拍車をかける

仮に大量の糖質を摂ったとしても、すべてをエネルギーに変えて使い切ることができれば、脂肪肝にはなりません。

余ったブドウ糖をグリコーゲンに変えて肝臓に蓄える必要もありませんし、肝臓がグリコーゲンで一杯にならなければ、中性脂肪を生成してため込む必要もないからです。

ところが私たちの生活からは、体を動かす機会はどんどん減っています。

特に新型コロナウイルス感染症のパンデミックに対応するため、テレワークやリモート会議を可能にする環境が一気に整えられたことで、商談や打ち合わせのためにどこかに出向かなくても済むようになりました。最近はリモートワークが

基本で、必ずしも出社しなくてもよいという企業も増えています。

コロナ禍当時は、外出しないことによる、特に高齢者の運動不足や筋力低下の問題がさかんに取り沙汰されたものですが、コロナ禍が明けたあとも、「あまり動かない生活」が続いている人は決して珍しくありません。

活動量が減れば、当然エネルギーとして消費される量は減っていきます。そしてエネルギーとして使われないブドウ糖はどんどん中性脂肪に変えられていくので、それが肥満の原因になったり、そのまま肝臓にたまっていったりします。**最近あまり動いてないから太ってきたなあという人は、体だけでなく、肝臓にもかなりの脂肪がついているに違いありません。**

コロナ禍以降、脂肪肝を新たに発症したり、目に見えて悪化させたりする患者さんが私のクリニックでも明らかに増えています。それくらい「動かない生活」の影響は大きいのです。

このように、非アルコール性の脂肪肝というのは、比較的健康への意識が高い人であっても気づかぬうちに陥りかねない、多くの人にとってすぐ目の前にある危機だと言えるのです。

第3章

怖い脂肪肝も意外なくらい治しやすい

脂肪肝の診断基準は、ＡＬＴ以外にもいろいろある

健康診断の必須項目でもあるＡＬＴは、肝機能の状態を知る指標になります。この数値はダメージを受けて壊されてしまった肝細胞の量を示しているので、この数値が大きいとしたら、それは肝臓に何らかの問題が起きているサインです。だから脂肪肝の指標としても使われています。

ただし、正確に言うと脂肪肝の度合いを測るのは実はＡＬＴだけではありません。

例えば、ＡＬＴと同様に肝機能検査項目となっている**ＡＳＴ（ＧＯＴと呼ばれることも）の値の高さも、肝細胞に脂肪がたまっているサインになることがあります。**

こちらの基準値もＡＬＴ同様に10～30とされていますが、ＡＳＴは、肝臓だけでなく心筋や骨格筋に多く含まれているため、ＡＬＴ値は低いにも関わらず、ＡＳＴだけが高い場合は、肝臓以外に原因が隠されているのだと考えられます。

逆にＡＳＴ値よりＡＬＴ値のほうが高い場合は、肝機能が低下している可能性が高くなります。

アルコール性の脂肪肝は、先に挙げたＡＬＴやＡＳＴだけでなく、γ－ＧＴＰの値が高くなるときに強く疑われます。 γ－ＧＴＰも、肝臓の解毒作用に関与する酵素なのですが、アルコールに敏感に反応するという特徴があるからです。

基準値は、男性が10～50Ｕ／Ｌ、女性が10～30Ｕ／Ｌですが、一時的な飲み過ぎや、胆管や胆のうに異常が生じていることが原因で高くなることもあります。

腹部超音波検査やＣＴスキャンなどの画像検査なども行い、肝細胞の20％以上に中性脂肪が蓄積された状態であると確認されると、脂肪肝であると診断されます。

それに加えて少なくとも1つの代謝異常が認められた場合には、今ならMASLDという最新の診断名が下されることになります。

ALT値が20を超えているなら、すぐに対策を始めるほうがいい

確かに非アルコール性の脂肪肝は、肝硬変や肝細胞がんなどの「深刻な肝疾患」まで進むケースはそう多くはありません。中性脂肪の蓄積が20パーセントになって初めて「脂肪肝」と言う診断名がつき、そろそろ本格的に気をつけてくださいね、という話になるのも、その後の「深刻な肝疾患」を見据えてのことです。

けれども、非アルコール性の脂肪肝には、生活習慣病やそこから派生するさまざまな合併症の原因になるという別の側面があります。はっきりと脂肪肝と診断されるタイミングでは、すでに何らかの代謝異常を伴っている可能性もあります。

脂肪肝の診断基準

＼両方が16U/Lを超えたら脂肪肝の可能性あり！／

ALT	AST
基準値 10〜30U/L	基準値 10〜30U/L
理想値 5〜16U/L	理想値 5〜16U/L

糖質をとりすぎると、まずこの値が上昇。数値が高いと脂肪肝が進行している可能性も。

肝臓だけでなく筋肉の破壊でも数値が上がるのでALTの数値との比較で検討が必要。

＋

＼この数値にも注目！／

γ-GTP	
基準値	男性 10〜50U/L
	女性 10〜30U/L

肝臓や胆道に異常があると上昇。アルコール性肝障害の目安とされるが、ストレスによっても値が上がる。

そもそも健康な肝臓の中性脂肪は肝細胞の3～5パーセント程度なので、肝細胞に蓄積された中性脂肪が5パーセントを超えればそれはすでに脂肪肝なのだという声もあります。その兆候が見られるのであれば、早めに対処しておくほうがよいのはどんな病気にも言えることですが、気づかぬうちに悪化しやすく、悪化することで一気にさまざまなリスクが高まる脂肪肝の場合は特に、とにかく早めに対処するに越したことはありません。

だから私はALTやASTの数値で言えば、一般的な基準よりかなり厳しい16U／Lを理想値の上限とすべきだと考えています。少なくともALTが20U／Lを超えた場合は、「隠れ脂肪肝」として、早急に対策を始めていただきたいのです。

「そうなった原因」を取り除けば、脂肪肝は治すことができる

過去にも脂肪肝の可能性を指摘されたことがあったにも関わらずそのまま放置していた人は、ここまでの話を読んで脂肪肝を甘く見ていたことを後悔し、すっかり不安になってしまったかもしれません。

でも、どうか安心してください。

「隠れ脂肪肝」の人だけでなく、かなり進んだ状態にある人も、正しく対処しさえすれば、脂肪肝は必ず治ります。

脂肪肝を治すのに薬は必要ありません。あなたの肝臓に脂肪がたまってしまった本当の原因を取り除けるような生活習慣に変えていけば、十分改善は見込めるのです。

実は肝臓にたまる脂肪は、燃やす必要が出てきた時には何よりも先に使われます。**つきやすくて落としやすいのが異所性脂肪の特徴で、実際、軽めの脂肪肝や、なりたての脂肪肝なら、1週間ほどで改善が見られることもある**くらいです。

ちなみに使われる優先度が次に高いのが内臓脂肪で、もっとも使われにくいのが皮下脂肪です。

溜め込んでしまうとさまざまな弊害がある内臓脂肪に比べて、美容上の問題はあるものの健康上での危険度はあまり高くはないとされる皮下脂肪のほうが落ちにくいのはまさにそのせいで、私たちの体には、「危険度の高いものから先になくしてしまおう」という仕組みがちゃんと整っているのでしょう。

脂肪肝改善を目指す生活習慣は、肥満解消にももちろん大きな効果が期待できます。

内臓脂肪が多い人というのは、ほぼ100％脂肪肝の状態にあるのですが、脂肪肝が改善し始めると、ほどなく内臓脂肪のほうも落ちていきます。

皮下脂肪のほうは落ちるのに時間がかかる傾向はありますが、**脂肪肝を改善すればやせやすい体になる**のは確かなので、効果が出ないからといって諦めず、ぜひ気長に続けてみてください。

脂肪肝改善の鍵を握るのは、「インスリン」と呼ばれるホルモン

脂肪肝を改善するための具体的な方法をお話しする前に、「インスリン」というホルモンの働きやその特徴についてお話ししておきたいと思います。このホルモンをいかにしてコントロールできるのかが、脂肪肝改善の重要なカギになるからです。

非アルコール性の脂肪肝というのは、ブドウ糖の代謝と密接に関わりあっていることはすでにお話ししました。

それをコントロールしているのが、膵臓のβ細胞で作られるインスリンです。インスリンは、肝臓へ向かう門脈の中を流れる血液に多くのブドウ糖が含まれていること、つまり、血糖値が上がったことを膵臓が感知することで分泌されます。細胞がブドウ糖を取り込んだり、肝臓が余ったブドウ糖をグリコーゲンや中性脂肪に変えたりそれを蓄えたりするのはすべて、このインスリンというホルモンによって促進される作用です。

インスリンの分泌量は、血液の中に処理する必要があるブドウ糖が多くなるほど、つまり、血糖値が高くなるほど多くなります。インスリンの作用というのはその量が多いほど強く働くので、余ったブドウ糖を中性脂肪に変えて蓄える肝臓の働きも、インスリンが大量に分泌されるほどより促進されます。

糖質の摂り過ぎが脂肪肝の原因となるのも、血液中のブドウ糖が多くなるほどインスリンが多く分泌されるせいです。

だから糖質を摂りすぎないことが、脂肪肝改善においては、基本中の基本とななる心がけとなります。

脂肪肝の改善は、ゆるめの目標でこそうまくいく

私が考える糖質の摂取量の基準値は、前述したように男性は1日に250g、女性は200gです。

もっと減らすほうが早く効果が出るのではないかと考えるかもしれませんが、この「緩さ」には理由があります。

もちろんその一つは、糖質を極端に減らしすぎてしまうことによる「低栄養性脂肪肝」になる危険を抑えるためです。

そしてもう一つの大事な理由は、確実に継続させるためです。

必要以上に糖質を減らしてしまうと、頭痛や眠気、めまい、だるさ、思考力の

低下といった症状があらわれたり、食べたいものを食べられないストレスに耐えきれず、途中で挫折してしまう可能性が高くなります。それをなんとか我慢することができれば、確かに一時的には脂肪肝も改善するかもしれません。でも、それを継続できない限り、脂肪肝は必ずまた悪化します。

脂肪肝改善のための糖質コントロールというのは、キツくなったズボンがまた楽にはけるようになるというような短期的な目標のためにやるものではなく、将来にわたって健康を維持するためのものです。

だから、一生モノの習慣として確実に続けられることを重視しつつ、少しずつでも確実に燃やせる糖質の摂取量を検討した結果、**私が自信を持っておすすめしたいのが、1日の糖質量を男性は250g、女性は200gにする「糖質ちょいオフ」ダイエット**なのです。

毎食の主食の量を、1〜2割減らすことから始めてみる

「糖質ちょいオフ」のポイントは、ご飯やパンなどの主食をこれまでより1〜2割ほど控えめにすることです。

例えば、いつもお茶碗に中盛のご飯（150g）を食べている場合、それを小盛り（120g）にすれば、それだけで10・7gもの糖質を減らすことができます。それを3食続ければ、合計で約32gもの糖質を摂らずに済ませることができるのです。

また、6枚切りの食パンを8枚切りのものに変えた場合は、糖質は6・3g少なくなります。朝食は毎日パンを2枚食べるという人なら、6枚切りを8枚切りに変えるだけで、12・6gも糖質を減らすことができるわけです。

脂肪肝や肥満の方には、私は何よりもまずこのような「糖質ちょいオフ」を勧めています。みなさん最初は、「たったこれだけで本当にいいのですか？」と驚かれるのですが、きちんと実行できた方の脂肪肝や肥満は速やかに改善していきます。

極力避けるべきは、炭水化物同士の組み合わせ

外食をするときや、お弁当やお惣菜などを買うときは、メニュー表やパッケージの栄養表示を確認する癖をつけ、できるだけ糖質量の少ないものを選ぶようにしてみてください。もちろんカロリーを気にする必要はありません。

糖質量ではなく、炭水化物量として明記されているケースもありますが、炭水化物の量から食物繊維量を引いたものが糖質量です。

野菜類が主体のメニューであれば食物繊維もそれなりに含まれていることが多いのですが、野菜をあまり含まない場合は、炭水化物量のほとんどが糖質量だと考えればいいでしょう。

糖質量に意識するようになるとすぐに気づくと思いますが、丼ものや麺類など、炭水化物が主体のランチタイムの定番メニューは、総じてかなりの糖質が含まれます。そのような単品メニューより、おかずとご飯が別々になった定食形式のほうがご飯の量を調整しやすいのでおすすめですが、**丼ものや麺類をどうしても食べたい時には、ご飯や麺を少なめにオーダーする**ことを心がけましょう。

極力避けていただきたいのはラーメン＋ライスやチャーハン、うどん＋おにぎり、パスタ＋パンのように、炭水化物と炭水化物を組み合わせることです。ラーメンもうどんもパスタもそれだけで糖質量が高めなので、さらに別の炭水化物を組み合わせるのが習慣になってしまうと、脂肪肝は悪化していく一方です。セットメニューはコスパ的にはお得であることが多いですが、その恩恵を手にするこ

ランチタイムに選びがちなメニューの糖質量の目安

親子丼	104.6g
牛丼	107.2g
天丼	118.6g
カツ丼	112.4g
中華丼	101g
ビーフカレー	101.3g
チキンカレー	98.3g
ハヤシライス	95.1g
オムライス	84.9g
チャーハン	76.2g
天ぷらうどん	59.3g

きつねそば	63.4g
しょうゆラーメン	65g
とんこつラーメン	68g
担々麺	67.5g
お好み焼き	59.7g
焼きそば	59.6g
ミートソーススパゲッティ	74.7g
ナポリタンスパゲッティ	75.3g
和風きのこパスタ	67.2g

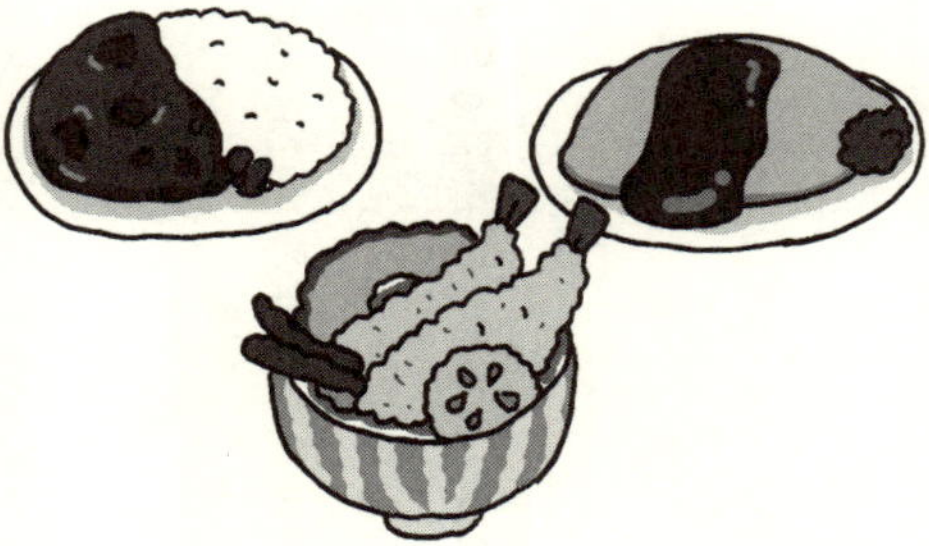

とによる健康上の代償は計り知れません。

午後10時〜午前2時は脂肪の合成を促す働きのある「BMAL1（ビーマルワン）」と呼ばれるタンパク質が増え、肝臓がブドウ糖から中性脂肪を生成する働きが活発になります。

そのメカニズムからすれば、**夜食で摂った糖質はそのまま中性脂肪に変わる可能性が高い**ので、お酒を飲んだ後のシメのラーメンや深夜に甘いものを食べる行為は厳禁にするくらいの意識が必要です。

カロリーのことを忘れたほうが、脂肪肝は改善しやすい

脂質1g当たりのカロリーは約9㎉ですが、炭水化物1gの場合はその半分以下の約4㎉しかありません。だから、脂質の多いものほど一般的にカロリーは高

くなり、炭水化物が主体のものほどカロリーは低くなる傾向があります。

例えば、100gの和牛のサーロインステーキと、100gのおにぎりのカロリーを比べた場合、ステーキ肉は460㎉で、おにぎりのほうは179㎉です。数字を見ればその差は歴然なので、カロリーを控えることが目的なら、サーロインステーキは我慢して、おにぎりを選ぶほうがいいと考えるでしょう。

けれども、同じグラム数なのにこれだけのカロリーの差が生まれるのは、サーロインステーキのほうにはカロリーの高い脂質が多く含まれ、かたやおにぎりの方にはカロリーの低い炭水化物が多く含まれているせいでもあります。サーロインステーキのカロリーの高さは糖質量の低さを、逆におにぎりのカロリーの低さは糖質量の高さを物語っているのです。実際、100g当たりのサーロインステーキに含まれる糖質はわずか0・3gであるのに対し、おにぎり100gには35・6gもの糖質が含まれています。

だから私は脂肪肝の患者さんに**「カロリーのことは忘れてください」**とお話し

します。そして患者さんたちの食事日記を見ていても、カロリーのことは気にせずに炭水化物の摂取量をちゃんと減らせた方の脂肪肝は順調に改善しています。

糖質を減らしたぶんはタンパク質をちょいアップ

主食の量をコントロールするなどして糖質を減らしたぶんは、タンパク質を多く含む肉や魚、卵や大豆などで補うようにしてください。これらの食品には糖質がほとんど含まれないので、安心して食べることができます。

例えば、ご飯を少し減らすかわりに肉を一切れ増やすとか、パンを6枚切りから8枚きりにする代わりにサラダにハムやツナをプラスする、麺を減らす代わりにチャーシューや煮卵を追加するといった**「タンパク質ちょいアップ」の工夫**をしてみてはどうでしょうか。そうすれば、糖質を減らしたとしても食事の満足感は損なわれないので、余計なストレスをためることもありません。

目安としては、1日のうちに体重と同じ数字のグラム数（体重60kgの人なら60g）のタンパク質を摂取するのが理想です。特に動物性のタンパク質をしっかり摂ると筋肉量が増えて、基礎代謝量が上がるので、ブドウ糖が余りにくい体になり、肥満も脂肪肝も寄せつけにくい体を手にいれることができます。

卵には多くのコレステロールが含まれることを気にする方がいらっしゃい

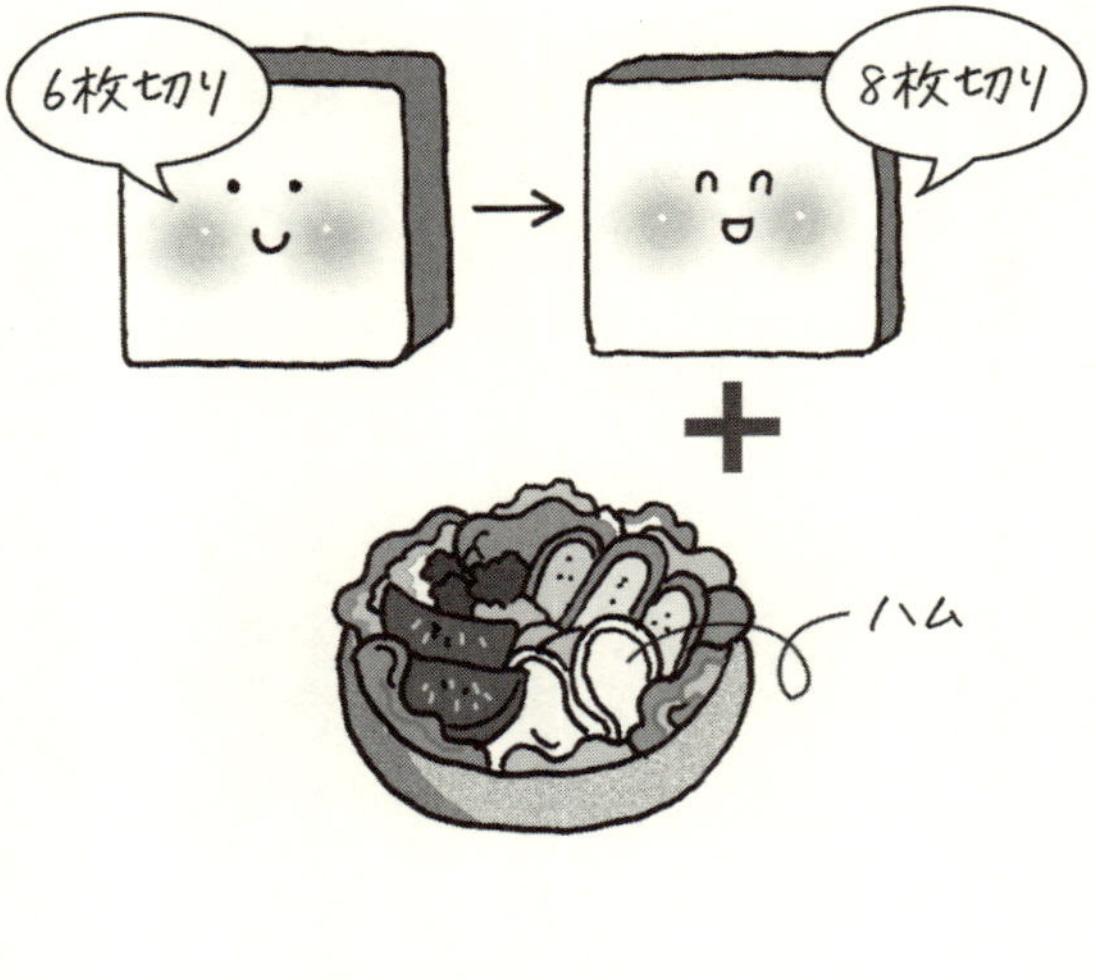

ますが、食品から摂ったコレステロールと血中のコレステロール濃度には因果関係がないことはさまざまな研究ですでに証明されています。だから1日に2〜3個食べたとしてもまったく問題はありません。

第4章

血糖値を上げない工夫で
脂肪肝はどんどん改善する

一口につき30回噛むようにすれば、早食いからも脱却できる

実は同じ量の糖質を摂るにしても、血糖値の上昇をゆるやかにするような食べ方、つまり、腸からブドウ糖を一気に吸収させないような食べ方をすれば、より効果的に脂肪肝を改善できます。

時間がないからと言って、短時間で食事を済ませるのが当たり前になっている人は多いかもしれませんが、**「早食い」というのは、血糖値の急上昇に直結する、まさに肝臓を太らせる食べ方**です。誰かと楽しく会話しながら食事を楽しむようにすれば早食いにはなりにくいですが、一人で食事をする場合であっても、最低でも朝食は20分、昼食は25分、夕食は30分程度の時間をかけて、ゆっくり食べることをぜひ今日から心がけてみてください。

一口につき30回噛むようにすれば、自然と早食いは防げます。

早食いがすっかり癖になっていて、30回も噛むというのはなかなかハードルが高いという場合には、いつもより10回多く噛むことから始めてみましょう。

たくさん噛むと、満腹感を得やすくなるので、大食いも防げて一石二鳥です。

食事を抜いてしまうと、血糖値が上がりやすくなる

空腹の時間を長く過ごしたあとに食事を摂ると、体は「飢餓状態にある」のだと錯覚し、摂取した糖質を一気に吸収しようとします。

それを防ぐために味方にしておきたいのが、**前の食事との間をあまり空け過ぎないことで次の食事での血糖値の急上昇を抑える「セカンドミール効果」**です。

朝食をきちんと食べることが昼食の、昼食をしっかり食べることが夕食の血糖

値の急上昇を阻止してくれる、というわけです。

特に朝食は、あまり食欲がわかないとか、時間がない、面倒くさいなどという理由で、食べないのが当たり前になっている人もめずらしくないようですが、ただでさえ昼食は糖質過多になりやすく、血糖値の急上昇が起こりやすい傾向があります。それを少しでも抑えるためにも、**朝食は必ず食べる**ようにしてください。

もちろん手の込んだ立派な朝食である必要はありませんが、おにぎりやトーストだけという糖質だけの朝食にはせず、納豆や味噌汁、ゆで卵やチーズ、ヨーグルトなど、何かしらの形でタンパク質を一緒に摂ることが大事です。

夜の10時から翌朝の2時は中性脂肪を生成する働きが活発になり、さらにこの時間帯に胃の中に食べ物が残っていると、代謝を促す働きのある成長ホルモンが分泌されにくくなってしまうとも言われています。消化に3時間かかることから逆算すると、**夕食は午後7時までにとり終えるのが理想**です。

あまり現実的だとは言えないかもしれませんが、遅めの時間に食事を摂るのであれば、糖質を控えめにするのはもちろん、消化により多くの時間を要す脂質の多いものも避けるようにするのがよいでしょう。会食などもあって夕食の時間をコントロールしにくいという人も多いとは思いますが、遅めの夕食が完全に習慣化するのは決して望ましくありません。健康のことを考えるのなら、会食の時間をできるだけ早めに設定するようにするなど、少しずつ生活のリズムを整えていくのも大切なことです。

「ベジファースト」なら、血糖値の上昇はゆるやかになる

お腹が空っぽの時にいきなり糖質を多く含むものを食べるのは、たとえるならカラカラに乾燥している地面にいきなり大量の水を撒いてしまうようなものです。地面に一気に水が染み込んでいくのと同じように、腸での糖質の吸収が一気に進

糖質量が高いサラダの例

ごぼうサラダ

ごぼう50g、にんじん10g

糖質 **5.7g**

春雨サラダ

春雨（乾）10g、きゅうり10g

糖質 **14.8g**

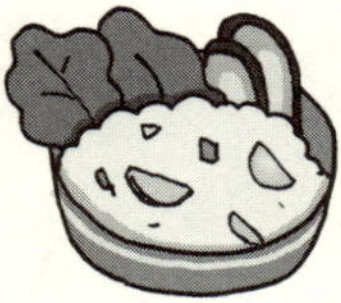

ポテトサラダ

じゃがいも70g、
ハム10g、
きゅうり15g

糖質 **7.2g**

マカロニサラダ

マカロニ40g、
にんじん15g、
きゅうり10g

糖質 **13g**

んでしまい、それが血糖値の急上昇を引き起こしてしまいます。

それを防ぐのが、野菜や海藻類などを最初に食べる「ベジファースト」と呼ばれる食べ方です。野菜や海藻類には食物繊維が多く含まれるので、サラダや小鉢などを先に食べておけば、あとから摂った糖質が一気に吸収されてしまうのが妨げられ、結果として血糖値の急上昇をかなり防ぐことができるでしょう。

サラダを食べるなら、キャベツ

やレタスなどの葉野菜を使ったものがおすすめです。

ポテトサラダやカボチャサラダ、春雨サラダは実は糖質の塊で、またゴボウやレンコン、ダイコンなどの根菜を使ったサラダも総じて糖質量は高めです。これらを先に食べてしまうとまったくの逆効果になってしまうので、そこは注意してください。

食が細くなってきた人が野菜を先に食べてしまうとお腹がふくれて、必要なタンパク質が十分に摂れなくなる恐れがあります。気になるようなら、野菜より先にタンパク質を多く含む肉や魚、卵や豆腐などを最初に食べる「プロテインファースト」にして、次に野菜を取り、最後にご飯やパン、麺類などの糖質を摂るようにするとよいでしょう。

丼ものなどは、上に載っている具のほうから食べ始め、最低でも2分ほどたってからご飯のほうに手をつけるようにしてください。たった2分のインターバルをおくだけで、血糖値の上がり方はかなりゆるやかになります。

油を味方にすることでも、血糖値の急上昇は抑えられる

また、水に溶けにくいという性質のせいで吸収効率が悪い油脂類を一緒に摂るという方法もあります。たとえば油で炒めた炒飯やバターを塗ったトーストなどは白いご飯や何も塗らない食パンより、血糖値の上昇速度が遅くなることがわかっています。

血糖値の吸収をゆるやかにする油脂類の中で特におすすめなのは、生活習慣病を防ぐと言われるオレイン酸を豊富に含むオリーブオイルです。

特に「酸度0・80％以下」という厳しい基準をクリアしたエクストラバージンオリーブオイルは、抗酸化作用や抗炎症作用も高いので、健康維持にも欠かせません。小さい瓶に入ったものを携帯しておけば、糖質の吸収を抑えたい時のお助

けアイテムとして活躍してくれるでしょう。

油ではないですが、酢にも同様に糖質の吸収を抑える効果があるので、両方を携帯して、かけるものに応じて使い分けるという手もあります。

一方、コーン油やゴマ油、大豆油などに多く含まれるオメガ6系脂肪酸は摂りすぎるとインスリンが効きづらくなる「インスリン抵抗性」を引き起こすことがわかっています。それがインスリンの過剰分泌につながって、脂肪肝のリスクを高めることになる可能性があるので注意が必要です。

オメガ6系脂肪酸は体内で作り出すことができないため、食物から摂る必要のある必須脂肪酸ではあるのですが、一般によく使われる油に多く含まれるので、不足するリスクは実はあまり高くありません。特に外食が多い人の場合はむしろ過剰摂取になりがちなので、せめて家庭では使用を控えるほうがいいでしょう。

同じ必須脂肪酸でも、**アマニ油、エゴマ油、シソ油などのオメガ3系の脂肪酸は、血栓の予防や高血圧の改善など健康効果が高い**と言われています。オメガ3

系脂肪酸の一種で、イワシやサバ、サンマなどの青魚に多く含まれるＥＰＡ（エイコサペンタエン酸）やＤＨＡ（ドコサヘキサエン酸）には、中性脂肪を減らす効果も期待できるので、ぜひ積極的に摂ってください。

消化のいい「白い穀類」は、血糖値を一気に上げやすい

白米も玄米も雑穀米も、糖質量自体には大きな違いはありませんが、玄米や雑穀米には白米よりは多くの食物繊維が含まれるので、そのぶん、血糖値の上昇は抑えられます。

同様に、精製された小麦粉を使ったパンよりも全粒粉を使ったパンのほうが、また、一般的なパスタよりも全粒粉のパスタのほうが多くの食物繊維を含みます。

穀類に多くの糖質が含まれること自体は変えられないので、摂取量自体をコン

トロールすることは大前提ですが、**血糖値の上昇をより抑えたいのなら、白いものより、色のついたものを選ぶ**ようにするとよいでしょう。

米などの穀物やイモ類などには、レジスタントスターチと呼ばれる「難消化性デンプン」も含まれていて、これが食物繊維と同様の働きをすることがわかってきました。実際、**レジスタントスターチを含む食品には食後の血糖値の上昇を穏やかにする効果がある**ことも報告されています。

このレジスタントスターチは加熱すると構造が変化して消化されやすくなるものの、冷めれば再び消化されにくい形に戻ることがわかっています。

炊き立てのご飯よりも冷めた状態のおにぎりのほうが、焼き芋も出来立てより冷めた状態で食べるほうが、血糖値の上昇はゆるやかになる、ということなので、このような特徴もうまく活用するとよいと思います。

果汁100％のジュースで脂肪肝は一気に悪化する

果糖を多く含む果物はあくまでも嗜好品として、ほどほどの量を空腹時を避けて食べることを心がけましょう。

果汁100％のジュースというのはいかにも健康に良さそうなイメージがありますが、果糖は単糖類であるので吸収が速く、脂肪肝が一気に悪化する危険があります。皮ごとミキサーで攪拌すれば食物繊維は残りますが、果汁だけで飲むよりはマシくらいのレベルの話なのであまりおすすめはできません。

野菜ジュースなら安心だと思うかもしれませんが、市販の野菜ジュースの多くには、より飲みやすくするためにリンゴやオレンジなどの果汁や甘味料が加えられていることが多くあります。

仮に果汁が含まれていないとしても、濃縮還元タイプの場合には酵素、ビタミンなどの栄養素はほとんど失われていたり、余計な添加物が加えられていたりするケースも多いので、健康のことを考えるなら、野菜だけを原料にしたストレートタイプのものを選ぶか、可能であれば自宅で手作りするのがおすすめです。

世の中に溢れる「異性化糖」が、肝臓の最大の敵になる

実は私たちの身の回りには、一気に脂肪肝を進ませる果糖を効率よく肝臓に送り込み、さらには血糖値も一気に上げてしまう、肝臓の最大の敵と呼んでもいいいものが存在します。それが「異性化糖」です。

異性化糖とは、ブドウ糖と果糖を主成分とする液状の甘味料のことで、デンプンをブドウ糖に分解した後、「グルコイソメラーゼ」という異性化酵素でブドウ

糖の一部を果糖に変換（異性化）することで作られます。

「ブドウ糖果糖液糖」や**「果糖ブドウ糖液糖」**という名前は、どこかで見たり聞いたりしたことがあると思いますが、それらはまさに異性化糖の一種で、果糖の含有率が50％未満のものが「ブドウ糖果糖液糖」、50％以上90％未満のものが「果糖ブドウ糖液糖」です。90％以上が果糖の異性化糖は、「高果糖液糖」と呼ばれています。

どれも消化吸収のスピードが非常に速く、ブドウ糖も果糖も一気に体に取り込まれてしまうのですから、想像するのも恐ろしいくらいの悪影響が及ぶことは間違いありません。ペットボトルに入った清涼飲料水を一度に大量に飲むことで急激に糖尿病を発症する**「ペットボトル症候群」を引き起こす犯人も、「ブドウ糖果糖液糖」などの異性化糖**です。

これらの異性化糖は砂糖よりも安いため、スポーツドリンクも含めた清涼飲料水以外にも、菓子パンやお菓子から焼肉のタレ、ポン酢といった調味料やドレッシング、そして惣菜の素から納豆のタレに至るまで、とにかくありとあらゆるものに幅広く使われています。

スーパーに並んでいるものの栄養成分表示をよく確認していただければ、それを含まないもののほうが少ないということに気づくはずです。企業側からしてみれば、できるだけ安く美味しい商品を提供するための方法の一つとして異性化糖を取り入れているという事情もあるのでしょう。

厄介なのは、「健康」を謳う商品の中にも、それを飲みやすく、そして美味しくするために、この異性化糖が使われているケースがあることです。

そういう商品を「健康のため」に毎日飲み続ければ、深刻な脂肪肝、そしてやがては糖尿病を発症してしまうのは、はっきり言って時間の問題です。

これだけ多くの商品に使われている以上、異性化糖と一切無縁でいるのは、もはや不可能かもしれません。それでも自分の体を大切にしたいのであれば、飲み物を飲むなら無糖のものを選ぶようにするとか、買い物をするときには栄養成分表示を細かくチェックする習慣をもち、「肝臓の最大の敵」とできるだけ距離を取るための対策を講ずるようにしてください。

食事と一緒に摂る飲み物は、断然緑茶をおすすめします。

緑茶には糖の吸収をおだやかにしたり、中性脂肪の燃焼を促したりする作用があることがわかっているので、濃いめに入れて100㎖くらいを目安に飲むとよいでしょう。

適量のお酒を飲むのなら、脂肪肝はむしろ改善する

大量の飲酒を毎日続けると、アルコール性の脂肪肝になるリスクが高くなるのは事実ですが、適度のアルコールであれば、脂肪肝をむしろ改善する方向に働きます。

アルコール摂取量と血液検査の結果

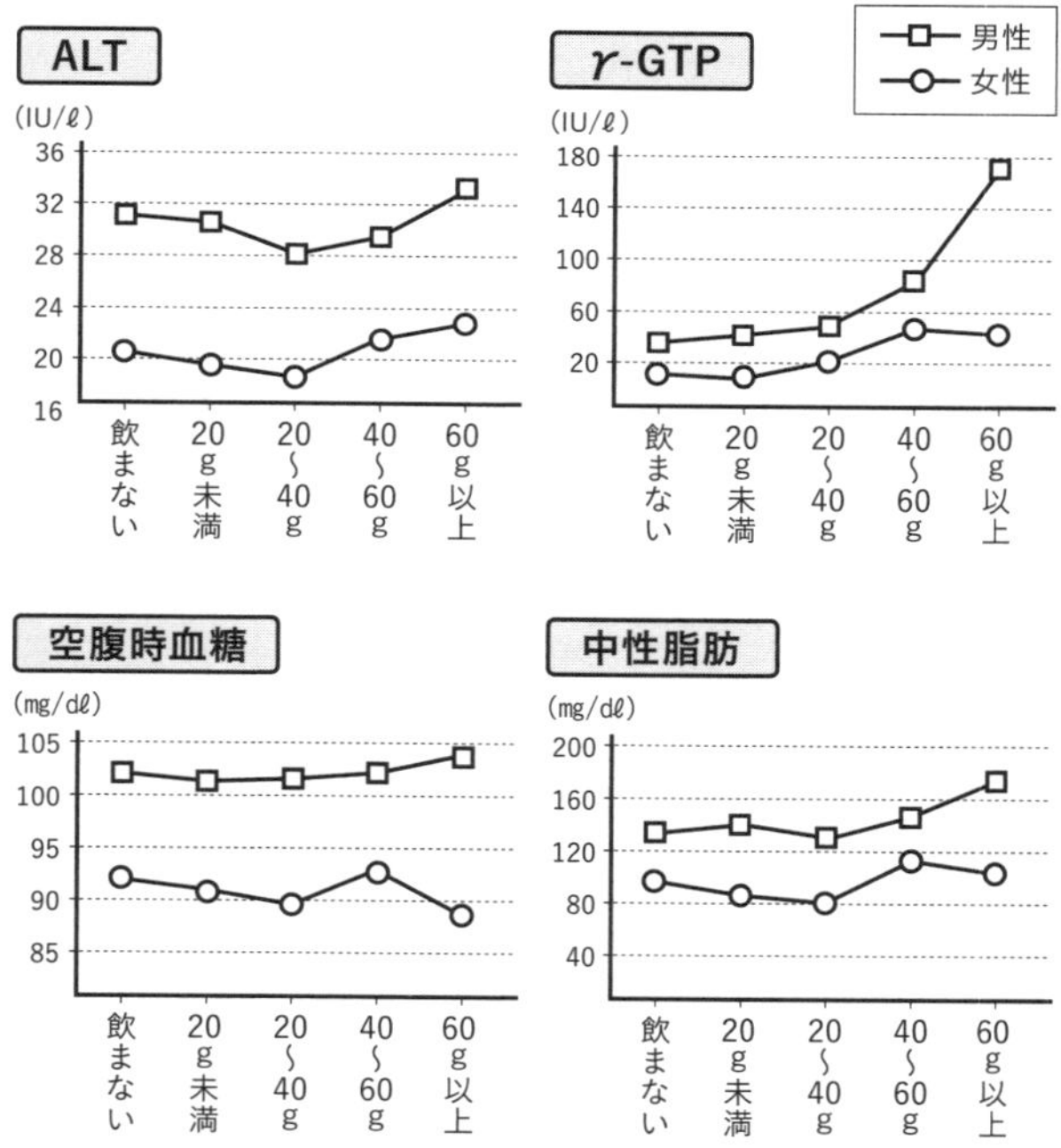

出典：土屋忠氏らによる「脂肪性肝疾患の頻度に及ぼすアルコール摂取の影響」より

実際、健康な男女3185人を対象に行った実験でも、毎日20〜40g程度アルコールを摂取するグループは全く飲まないグループより、γ-GTP値以外のALT値や空腹時血糖値、中性脂肪が明らかに低いことがわかっています。

毎日20〜40g程度のアルコールというのは、男性は1日30g未満、女性は1日20g未満というMASLDの条件となる上限よりもやや多く、「ALDほどではないがある程度のアルコール摂取量」とされる量に当たります。

この結果はかなり意外に感じるでしょうが、お酒には動脈硬化を防ぎ、脳梗塞や心筋梗塞のリスクを下げる効果や、血圧を低く保つ効果があるとも言われていますし、ストレスをためることは血糖値の上昇につながることもわかっているので、適度のお酒がその解消に役立ち、さまざまな良い結果をもたらしているのかもしれません。

20〜40gのアルコールというのは、ビールなら中瓶2本、日本酒なら2合、ワインならグラス2杯程度です。これくらいの量であれば、たとえ毎日飲んでも脂肪肝のリスクが上がるどころか、むしろ「健康的」だとも言えるので、この量を超えなければ、あえて休肝日を作る必要もないと思います。

ストロング系と呼ばれるアルコール度数が８％以上の缶チューハイだと３５０㎖で25ｇ以上、５００㎖のロング缶だとなんと約40ｇものアルコールが含まれます。口当たりが良い割にあっという間に適量を超えてしまうので、くれぐれも気をつけてください。

果汁サワーの場合、アルコール量は特に問題はありませんが、気になるのはそこに含まれる果糖です。

例えば生のオレンジ半分（90ｇ）には約10ｇ、グレープフルーツ半分（80ｇ）には７・２ｇ、レモン半分（50ｇ）でも約３・５ｇの糖質が含まれ、その半分程度は果糖です。

飲み物から摂る果糖はより影響が深刻であるうえ、甘いフルーツサワーは飲みやすくて、つい何杯でも飲んでしまうという危険性も加味すれば、できるだけ避けるべきお酒だと考えておくほうがよいでしょう。

好きな甘いお菓子を厳しく禁じる必要はない

ブドウ糖と果糖が結合した二糖類である砂糖を多く使うお菓子をたくさん食べれば、脂肪肝は間違いなく悪化します。ただ、甘いものが大好きなのに、無理に我慢しようとするとストレスばかりがたまってしまい、それがかえって血糖値を上げ、肝臓に脂肪をため込ませることにもなりかねません。厳しく禁じるより、できるだけ糖質量の低いものを選ぶとか、長い空腹のあとではなく食後に食べるなど、血糖値を上げやすいということに対策を講じながら、うまく付き合っていくほうがいい結果につながりやすいと思います。

栄養成分表を見てみると、思うより糖質量が控えめのものもあり、例えば小麦粉の使用量が比較的少ないシュークリームなら一個あたりの糖質量は20ｇくらいです。これくらいの糖質量であればおやつとして食べたとしても、許容範囲だと思います。

次々に新商品が発売されるコンビニスイーツの糖質量は30～40ｇといったところでしょう。たまに食べるぶんには問題はないですが、毎日食べたいという場合には誰かとシェアしたり、２日に分けて食べるなどして、15～20ｇ程度に抑えたいところです。最近増えている一個食べても糖質は10ｇ以下というようなロカボスイーツを選ぶ、という手もあります。

洋菓子よりも和菓子のほうがヘルシーだというイメージがあるかもしれませんが、糖質量はむしろ和菓子のほうが総じて高めです。洋菓子には生クリームやバターが多く使われていて、これらの油脂の効果で血糖値の急上昇も抑えられます。そういう意味では、和菓子より洋菓子のほうが安心だと言えるかもしれません。

食べ過ぎはよくありませんが、血糖値を急激に上げないためのワザをいろいろと駆使すれば、甘いものを楽しみながらでも、脂肪肝は改善できます。

絶対に味方につけたいのは、高カカオチョコレート

脂肪肝改善のために積極的に食べていただきたいのは、カカオ分が70％以上の高カカオチョコレートです。

チョコレートというと、いかにも太りそうなイメージがあるかもしれませんが、まず、**チョコレートに多く含まれるステアリン酸という脂肪は、吸収されにくく肥満につながりにくい**ことがわかっています。さらにチョコレートには同量のごぼうの2倍以上の食物繊維が含まれているのみならず、**高い抗酸化作用があるカカオポリフェノールも豊富に含まれており、血糖値の上昇をとても効果的に抑えてくれる**ことが数々の研究で明らかになっているのです。

含まれるポリフェノールの量の比較

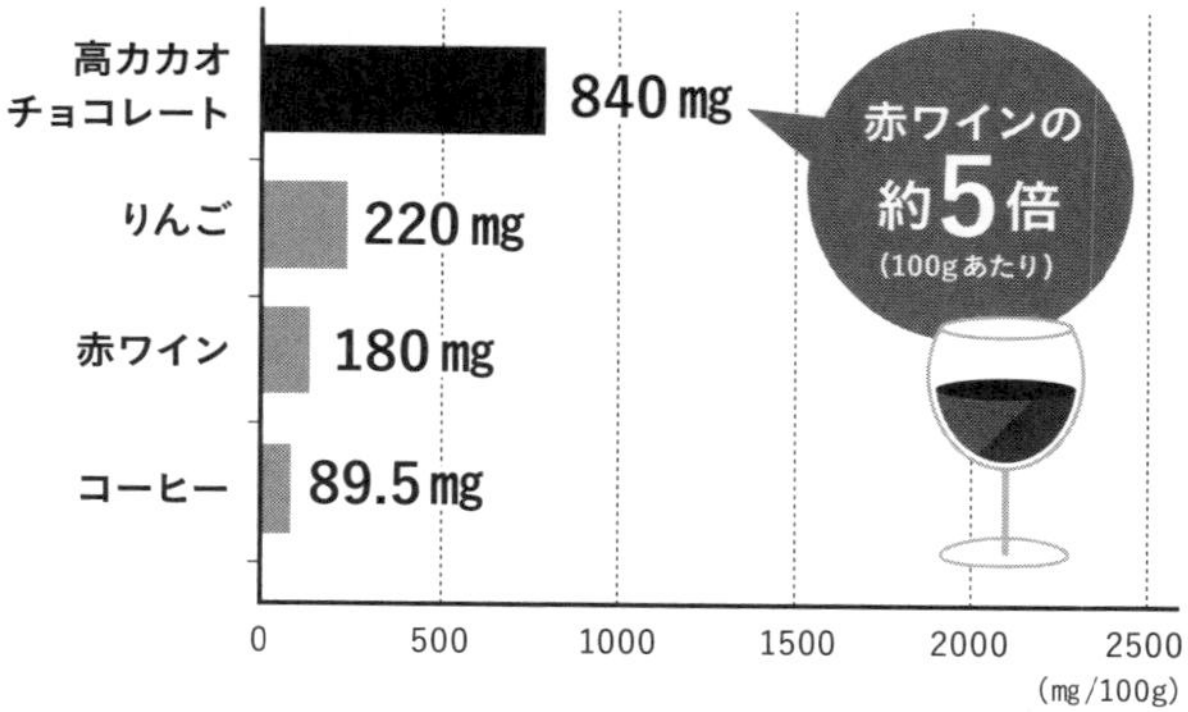

食べ方にはコツがあります。

チョコレートの健康効果は即効性がある一方で4時間以上は持続しないので、1回に5gずつ、朝食前、朝食と昼食の間、昼食の前、昼食と夕食の間、そして夕食の前の5回に分けて、食べるのがおすすめです。食事の前に食べることで、満腹感も得られやすくなり、食事の全体量を減らす効果も期待できます。

カカオの含有量の低いチョコレートだと効果が期待できない上に、砂糖が多く含まれていることもあるので、必ずカカオ分70％以上のものを選んでください。80％、90％でもいいのですが、カカオ分がそこまで高くなるとかなり苦味が強くなるので、食べにくさを感じる人が多いかと思います。70％であれば効果は十分ありますので、美味しいと思えるものを選ぶほうが続けやすいと思います。

高カカオチョコレートの効果は、驚くほど早くあらわれる

美味しいチョコレートを食べ続けるだけという驚くほど簡単なやり方ですが、その効果は抜群です。

左ページに示したのは、健康診断で脂肪肝の疑いと血糖値の高さを指摘されて私のクリニックを受診された患者さんに、私のおすすめの食べ方で高カカオチョコレートを摂り続けていただいた時の、ＡＳＴやＡＬＴ、それにγ－ＧＰＴ、そ

40歳・女性Aさんの血液検査値の変化

各目標額 ＼ 計測日		3/12	4/5	5/17	6/26
AST	16(IU/ℓ)	38	15	13	13
ALT	16(IU/ℓ)以下	33	25	21	16
γ-GTP	0-80(IU/ℓ)以下	32	23	26	24
HbAlc	4.6-6.2(%)	9.7	8.4	6.3	5.9
血小板数	15(X10^4uℓ)以下	35.5	34.2	34.5	31
グルコース	70-109(mg/dℓ)	317	102	98	108
アルブミン	4.5(g/dℓ)	3.8	4.2	4.2	4.5

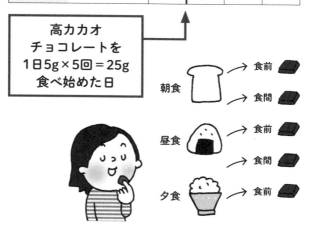

れに普段の血糖値の高さを示すＨｂＡ１Ｃ（ヘモグロビンエーワンシー）の数値の変化を示したものです。

約３週間後に再度検査したときからすべての数値に改善が見られ、２ヶ月後にはさらによくなり、３ヶ月半ほどですべての数値が基準値内に収まりました。糖質の摂りすぎには気をつけていただきましたが、基本的にはただチョコレートを食べ続けるだけで、これだけの効果があったのです。

私は北海道・積丹町にある特別養護老人ホームにて、自発的にチョコレートを食べていたいと思う70〜90代の入居者20名、職員2名、積丹町職員8名に２０１９年３月からの６ヶ月間、「朝食の前または後」「昼食の前または後」「夕食の前または後」と間食に、各1枚（５ｇ）の高カカオチョコレート（カカオ分72％）を摂取してもらう、「高カカオチョコレートの健康効果体験」を依頼したことがあるのですが、その効果も1ヶ月目から出始めました。

入居者からの「便通が良くなった」「寝つきが良くなった」「ぐっすり眠れて疲

れが取れるようになった」という声や、職員の方からの「（入居者の）便臭が改善し、介護がしやすくなった」という声などが続々と寄せられたのです。便通の改善や睡眠の質の向上の影響なのか、「入居者の方々が日中から活動的になった」といううれしい報告もありました。

そのほか**カカオには、マグネシウム、ナトリウム、カリウム、カルシウム、鉄、亜鉛、銅などのミネラルも豊富に含まれている**ので、血圧をコントロールしたり、ホルモンバランスを整えたりする働きがあるとも言われています。

このように高カカオチョコレートのもつ想像以上の実力を利用すれば、より簡単かつ効果的に脂肪肝も改善でき、さらには健康維持まで期待できるでしょう。

第5章

脂肪肝に効くオーラルケアと運動習慣

さまざまな全身疾患のリスクになる歯周病による慢性炎症

歯周病とは、細菌の感染によって引き起こされる炎症性疾患で、歯周組織に炎症が起きる病気のことです。そのまま放置すれば、炎症が拡大して歯を支える骨（歯槽骨《しそうこう》）まで破壊され、歯が抜けてしまうこともあり、歯を失う原因のうちもっとも多いのがこの歯周病です。

初期段階の歯肉炎まで含めると、日本人（成人）の80％がかかっている、もしくは予備軍であると言われています。歯周病の初期段階ではほとんど自覚症状がありません。気づかないうちに病状が進行し、気がついた時にはかなり悪化しているケースが多いというのは、脂肪肝とよく似ているかもしれません。

しかも問題はそれだけではありません。歯周病菌を含めた「口腔内細菌」やそれらがもたらす毒素が全身を巡って血管に慢性炎症を引き起こして動脈硬化のリスクを高めたり、慢性炎症の病巣から出る炎症物質が糖尿病や心疾患をはじめとするさまざまな生活習慣病を引き起こしたりすることが、すでに明らかになっているのです。

内臓脂肪が危険な脂肪だと言われるのは、内臓脂肪が炎症物質を分泌する炎症組織であり、まさに慢性炎症の病巣であるからです。歯周病菌による慢性炎症の病巣も炎症組織ですから、炎症物質が分泌され続けるという意味では、内臓脂肪と変わりはありません。**歯周病があると、内臓脂肪を溜め込んでいるのと同様のリスクがある**のだと言ってもいいでしょう。

アルツハイマー型認知症は、歯周病菌も一因に

慢性炎症はがんのリスクを上げる可能性も指摘されていますが、海外の論文では**「歯周病に罹患することで、食道がんのリスクが43％、胃がんのリスクが52％高まる」**ことが報告されています。

ヘリコバクター・ピロリ菌は胃がんの原因菌だと言われていますが、近年の研究論文では、歯肉の中の汚れや唾液中からも検出・分離されることや、胃で除菌したあとでも口の中でのピロリ菌検出率が60％であったといった発表がなされています。また、重度の歯周病の人は肺がんや大腸がんのリスクが高くなるという、海外の研究チームからの発表もあります。

このように歯周病があるといろいろな種類のがんのリスクを増加させることを

示す研究結果は多く、現在もその詳しいメガニズムを探るべく日夜研究が続けられています。

さらに最近の研究では、全身に広がった歯周病菌の作用で、脳以外の部分でもアミロイドβ（原因物資）が作られ、歯周病菌の影響で、脳の血管内皮細胞にあるアミロイドβを脳に取り込む受容体を増やし、アミロイドβを脳に取り込んでいることがわかりました。結果長い時間をかけて蓄積されることで、アルツハイマー型認知症の発症の一因となることもわかりました。

歯周病菌は胃酸でも死滅せず、腸のバリア機能を低下させる

そもそも歯周病菌などの細菌は口内に常に存在する「常在菌」なのですが、歯磨きが不十分だったりして口の中にプラーク（歯垢《しこう》）が多く発生していると、そ

こでどんどん増殖し、歯肉の炎症が進んでいきます。

歯と歯肉の間には健康な人であっても1～2ミリほどの「歯肉溝」があるのですが、歯周病による炎症が進むにつれ、その溝はどんどん深くなり、「歯周ポケット」という病的な状態となります。

歯周ポケットの中は酸素がとても少ないので、酸素が苦手なほとんどの歯周病菌にとってそこはまさに格好のすみかです（歯周ポケットが深くなればなるほど、酸素が届かなくなり、より歯周病菌が好む環境になっていくのです）。

歯周病の人の歯周ポケットというのは傷が表面に出てくるのと同じ状況で、そこは日常的に細菌やそれらがもたらす毒素が血液中に入るための「入り口」になります。

歯周病菌などの口腔内の細菌は当然ながら、唾液とともに飲み込まれます。

10年くらい前までは、たとえ飲み込んだとしても、口腔内細菌は全て胃酸によって死滅すると考えられていました。だから、歯周病によって歯肉に病変が生じている場所が、口腔内細菌が日常的に血液内に入り込むための唯一の入り口だと考えられていたのです。

現在では、**ある種の口腔内細菌の一部は胃酸では死滅せず腸まで達し、腸内細菌叢を乱して腸のバリア機能を低下させ、それらが出す毒素が血液中にも侵入して、内毒素血症を誘発する**という説がさまざまな研究結果から有力視され始めています。

歯周病があると、脂肪肝のリスクも上がる

歯周病の慢性炎症の病巣からは、「炎症性サイトカイン」と呼ばれる物質が産生されます。

この炎症性サイトカインは、体の中でいろんな「悪さ」をする物質なのですが、

その一つが「インスリン抵抗性」を生じさせる作用です。

インスリン抵抗性というのは、血中のインスリン濃度に見合ったインスリン作用が得られない状態のことで、要するに十分な量が分泌されているにもかかわらずインスリンの効き目が悪くなるという状態です。インスリン抵抗性のせいで血液内にブドウ糖が余ってしまえば高血糖の状態が続くことになり、それは脂肪肝を悪化させる原因になります。

また、新潟大学大学院医歯学総合研究科と理化学研究所生命医科学研究センターの共同研究グループは、代表的な歯周病菌であるＰ・ｇ菌が、腸内細菌の構成と機能を変化させるとともに、腸内のバリア機能を低下させ、内毒素血症を誘発することで、非アルコール脂肪肝の悪化に関係していることも突き止めました。

脂肪肝を予防するという意味でも、歯周病に対するケアを徹底することがとても大切だと言ってよいでしょう。

うがいや歯磨きだけでは プラークはなかなか落とせない

歯周病菌を増殖させるプラークは、白、または黄白色の粘着性の沈着物です。そこには歯周病菌をはじめとする多くの細菌とその産生物が住み着いていて、それらは口の中の食べカスや唾液などを栄養源にしてどんどん増殖していきます。

プラーク１mgの中には10億個以上の細菌が存在し、口の中全体となるとその数は７００種以上、１０００億個以上にも上ります。手入れが行き届いていない場合には、１兆個を超える細菌を口の中に棲まわ

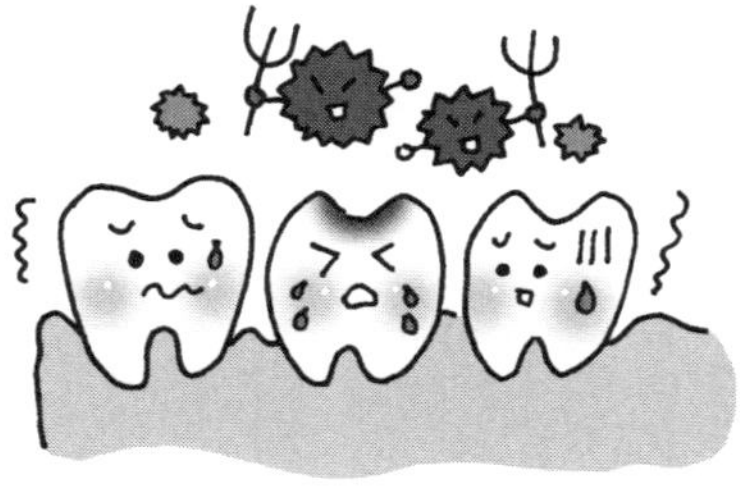

せているケースもあると言われています。

驚くことに、同じg数当たりのプラークの細菌数は便と同程度と言われています。また、細菌の種類でいえば、口の中は肛門より多くの細菌が存在します。

プラークをいかに口の中から除去するかが大事なのですが、微生物の集合体でもあるプラークは、うがいや歯磨きではなかなか落とすことができません。かなり念入りに歯磨きをしていると思っていても、大半の人にはどこかしらに磨き残しがあり、そこにプラークが増殖していきます。

プラークをそのまま放置していると、唾液に含まれているカルシウムやリンなどと結びつき、2〜3日ほどであっという間に石灰化が始まります。石灰化が完了すると歯石に変わりますが、歯石は歯ブラシでどれだけ磨いても落とすことはできません。

歯石自体が毒になるわけではありませんが、歯石がついた歯の表面はザラザラしているため、プラークがさらにたまりやすく、しかも落としにくい環境が出来上がります。

その結果、口の中の細菌がますます増えるという絵に描いたような悪循環に陥ってしまうのです。

だからとにかく少しでも磨き残しを減らすために、正しい磨き方を身につけ、またデンタルフロスや歯間ブラシなども適切に使用する必要があります。

１３６～１３７ページに効果的な歯ブラシや歯間ブラシの使い方を紹介していますので、ぜひ参考にしてください。

また、定期的に歯科医院でのクリーニングを受け、必要に応じて歯石を物理的に砕くなどの処置をしてもらうことが大切です。

歯周病対策に効果的な歯ブラシの使い方

●歯ブラシの持ち方

ペンのように歯ブラシを
持つと、ほどよい強さで
磨くことができます

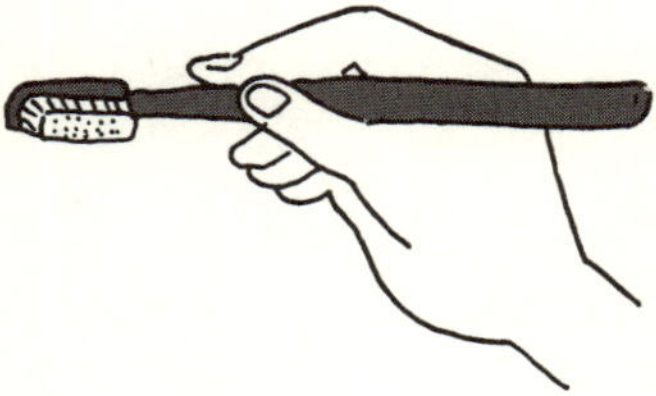

●おすすめは「バス法」

毛先が当たる角度を歯と歯肉に向け、45度の角度にします。
1〜2本の歯につき20〜30回、小刻みに震わせて磨きます

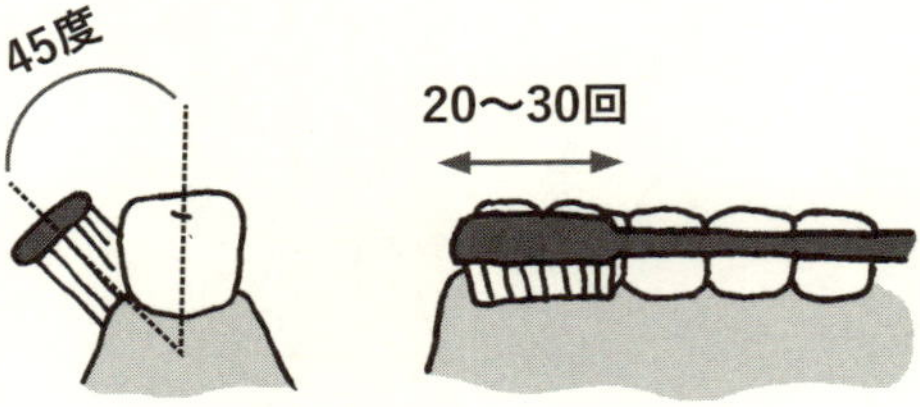

歯間ブラシの使い方

①まっすぐに挿入する

最初はまっすぐに挿入し、
前後に動かす

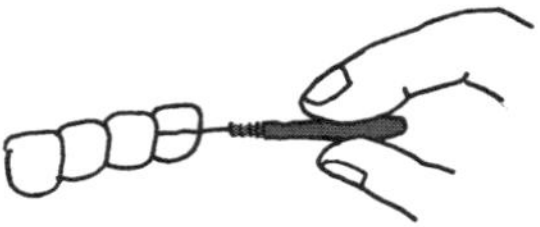

②根元から曲げる

使い慣れたら使いやすい角度に曲げる。I字型を奥歯に使用するときは根元から曲げる

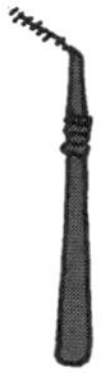

③奥歯は両側から

折り曲げたブラシを内側、外側の両方からまっすぐに挿入し、前後に動かす

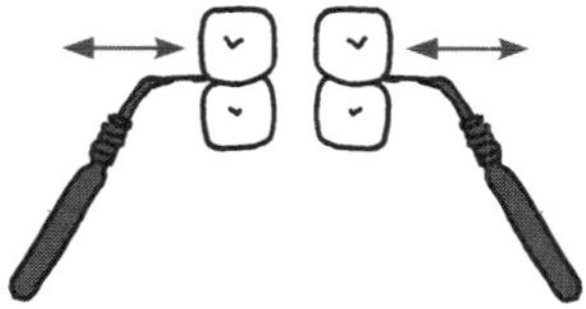

④多方向から

慣れてきたら、歯面に沿って多方向から動かす

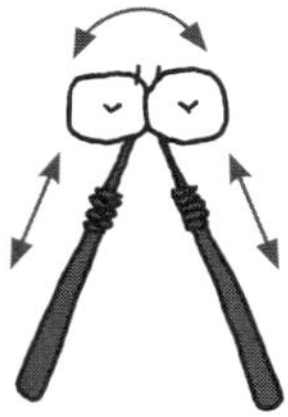

もっとも徹底すべきは、就寝前と起床後すぐの歯磨き

正しいやり方で磨くことも大事ですが、歯磨きはいつやるか、というタイミングもとても大事です。

確実にやっていただきたいのは寝る前と朝起きた直後です。

歯周病菌などの口腔内細菌は、就寝時唾液の分泌量が減り、唾液の自浄作用や抗菌作用が低下するため、夜寝ている間にもっとも増殖します。そのため、就寝前にプラークを除去してできるだけ細菌数を減らすよう念入りに磨くことはとても大事です。とはいえ、すべての口腔内細菌が除去できるわけではないので、朝起きたらすぐに歯磨きをして、夜の間に増えてしまった細菌を早めに取り除くのが、口の中の細菌を体内に取り込まないためにもっとも効果的です。つまり、**夜**

寝る前の歯磨きと、起床後すぐの歯磨きは目的が違うのです。

体のリズムを整えるために、起き抜けに冷たい水をコップ1杯飲むとか、最近では白湯を1杯飲む、といったことを習慣にしている人は多いかもしれませんが、それだと水や白湯と一緒に夜の間に増えた数々の口腔内細菌も一緒に飲み込んでしまうことになります。

もちろん、水や白湯を飲む習慣自体はとても良いことだと思いますが、体の中で悪さをする口腔内細菌を体の中に送り込まないためには、それより前に必ず歯を磨くようにしてください。

朝の歯磨きは朝食のあと、というのがすっかり習慣づいている方も多いと思いますが、起床後すぐの歯磨きと朝食のあとの歯磨きも目的がまったく違います。起床後すぐの歯磨きは口腔内細菌を取り除くためであり、朝食後の歯磨きはあくまでも食事によって生じる食べカスなどを取り除くためです。

どちらも大事ですが、より意識していただきたいのは起床後すぐの歯磨きのほうです（外出時、タイミングの難しいと思われる昼食後や夕食後の歯磨きは、完璧にやろうとする必要はありません）。

夜寝る前の歯磨きは、起床後すぐの歯磨き同様とても大事なので、正しい磨き方で丁寧に磨くことをぜひ心がけてください。

舌磨きの習慣で細菌を追い出せば、口臭もスッキリ解消する

口の中には想像以上に多い細菌が生息していることはお分かりいただいたかと思いますが、実はその**細菌がもっとも繁殖しやすいのは舌の上**です。

舌の表面は細かい突起がびっしりと並ぶ凹凸のある構造になっているせいで表面積が広く、そのせいで唾液の成分や微生物なども多く付着しているので、多種多様な細菌が繁殖しやすい環境が整っています。

舌の表面の突起の間は空気が届きにくいため、酸素が嫌いな歯周病菌にとっても非常に居心地がいい場所です。

舌につく細菌のかたまりは舌苔《ぜったい》と呼ばれ、灰白色や黄白色をしています。舌苔は食べかすや唾液の成分、口の中の粘膜がはがれたもの、前述の歯周病菌をはじめ、さまざまな細菌などから成ります。もしも舌の上が白っぽく見えるようなら、それは舌苔がたまっている証拠です。

だから念入りな歯磨きとともに、舌磨きも習慣化しましょう。

とはいえ、舌はとてもデリケートな場所なので、舌苔がたまっているとしても、力まかせにゴシゴシ磨くのはよくありません。必ず専用の舌ブラシを使い、鏡で舌苔がついている場所を確認しながら、「奥から手前」に「やさしく磨く」ようにしてください。

舌磨きは１日１回、起床後に行うだけで十分です。

ちなみに口のトラブルで多い口臭の原因のトップを占めるのも舌苔です。

正しい舌磨きで舌苔を除去すれば、口臭の悩みも一緒に解消されます。

1日10分の早足ウォーキングで、脂肪肝をより効果的に改善できる

脂肪肝の改善を目指すうえでは、運動習慣もとても大切です。**たまった脂肪を燃焼させるのに効果的なのは、体内に酸素を取り込みながら行う有酸素運動**です。有酸素運動は、ゆっくり長時間続けるほど効果が高いと言われているので、ウォーキングや軽いジョギング、また、水中ウォーキングなどがおすすめです。

特にウォーキングは気軽なので、すぐに

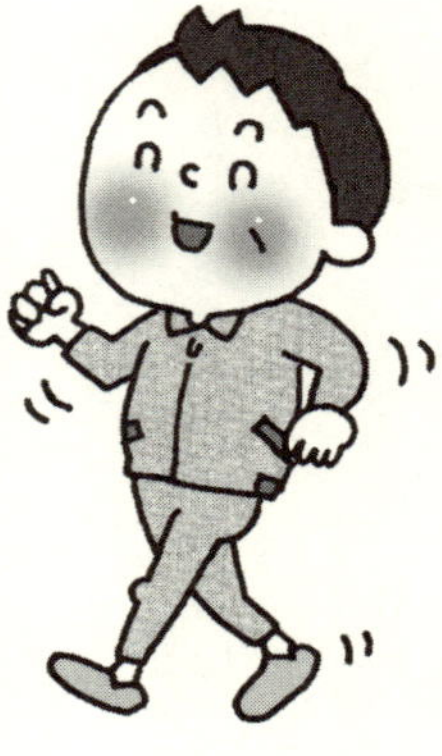

でも始められるのではないでしょうか。わざわざ時間を作らなくても、朝の通勤時にひとつ隣の駅まで歩くようにするとか、少し遠くのスーパーに買い物に行く、というふうに、普段の生活の中にうまく取り込めば、続けやすいと思います。

せっかく歩くのであれば、「お腹に少し力をいれ、背筋をまっすぐ伸ばして歩くこと」と、「歩幅をいつもより少し広くとること」を心がけてみてください。そうすると自然と「早足ウォーキング」になるので、脂肪の燃焼効果も上がります。

早足ウォーキングは、１日に10分程度から始めてみましょう。無理に意気込まなくても、エスカレーターの代わりに階段を使うとか、犬の散歩に付き合うといったタイミングで「歩く」ことを意識するだけでも効果はあります。慣れてきたら１日８０００歩くらい歩けるようになれば理想的ですが、無理は禁物です。

下半身の筋肉をしっかり鍛えれば、体中の脂肪が燃えやすくなる

脳や内臓が働く際にもエネルギーは必要ですが、体の中で一番多くのエネルギーを使っているのは筋肉です。体の中の筋肉量を増やせば、じっとしていても消費する基礎代謝量が上がり、肝臓などについた脂肪も燃えやすくなります。

筋肉を増やすには、酸素を使わずに瞬間的に筋肉に負荷をかける無酸素運動が必要ですが、鍛えておきたいのはなんといっても下半身です。巨大な筋肉が多い下半身には全身の筋肉の7割が集中しているので、そこを重点的に鍛えることで、もっとも効率的に筋肉量を増やすことができます。

下半身を鍛えるのに効果的なのが、太ももの前方からその後ろ側、さらにはお尻の筋肉までを効果的に鍛えることができる「スクワット」です。

スロースクワットのやり方

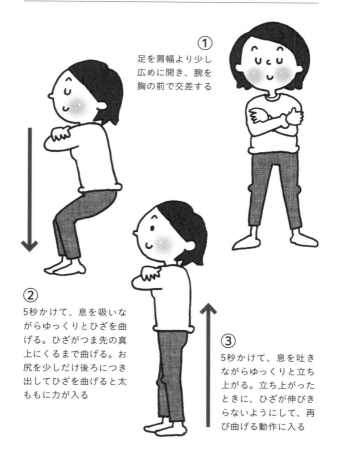

①
足を肩幅より少し広めに開き、腕を胸の前で交差する

②
5秒かけて、息を吸いながらゆっくりとひざを曲げる。ひざがつま先の真上にくるまで曲げる。お尻を少しだけ後ろにつき出してひざを曲げると太ももに力が入る

③
5秒かけて、息を吐きながらゆっくりと立ち上がる。立ち上がったときに、ひざが伸びきらないようにして、再び曲げる動作に入る

特に私が患者さんにおすすめしている「スロースクワット」は、一般的なスクワットよりも筋肉にかける負荷は小さいので、運動に慣れていない人でも安心して行うことができます。負荷は小さくても、動きを止めずにゆっくりと力を入れ続けることで、大きな刺激が加わったと筋肉が勘違いしてくれるので、効果的に筋肉を鍛えられます。

理想は3セットずつを朝晩2回、時間にすると合計で5~6分です。運動にあまり慣れていない人は、最初から無理したりせず、朝晩1セットずつから始めてみるとよいでしょう。

スロースクワットなら、頑固な脂肪肝にも効果絶大

かなり重症の脂肪肝だったある患者さんは、もともと運動が好きだったという

こともあり、このスロースクワットを朝晩５セットずつ毎日実行されました。

その患者さんの血液検査の数値の変化を次ページに示しましたが、たった２ヶ月ちょっとで、すべての数値が基準内に収まっています。体重も１キロ減って、見た目もかなりスッキリされました。

実はこの患者さんは食べることが大好きだということで、食事内容はほとんど変えていません。このスロースクワットだけでこれだけの効果を得ることができたのです。

しかも、このスロースクワットは、筋肉につく「異所性脂肪」である「脂肪筋」を燃やす効果もあります。

筋肉がまるで霜降り肉のように脂肪まみれになる脂肪筋は、食事を変えただけでは改善しにくいという特徴があるのですが、実は**脂肪筋になってしまうと、筋肉の質が低くなってインスリン抵抗性が引き起こされ、インスリンの効き目が悪くなる**ことがわかっています。そしてそれが頑固な脂肪肝にもつながっていると

40歳・男性Bさんの血液検査値の変化

各目標額	計測日	7/13	8/16	9/21	10/17
AST	16(IU/ℓ)	45	17	14	14
ALT	16(IU/ℓ)以下	83	31	18	22
γ-GTP	0-80(IU/ℓ)以下	45	37	31	35
HbAlc	4.6-6.2(%)	9.1	6.7	5.9	5.8
血小板数	15(X10^4uℓ)以下	20.2	21.4	20.9	19.8
グルコース	70-109(mg/dℓ)	122	116	111	114
アルブミン	4.5(g/dℓ)	4.4	4.4	4.5	4.6

スロースクワットを
一日3セット開始

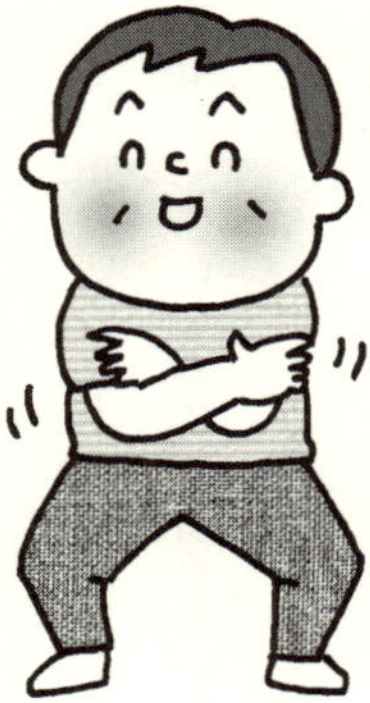

考えられます。

脂肪肝の治療をしているにもかかわらず、血液検査の数値が改善しない場合には、私はこの脂肪筋を疑ってみるのですが、そういう患者さんにもこのスロースクワットは絶大な効果を発揮します。

スロースクワットの効果によって脂肪筋が改善すれば、筋肉の質も良くなって、やがて脂肪肝も改善できるでしょう。

第6章

多くの誤解が人々の健康を脅かす

食生活改善の重要な課題は、果物摂取量の増加!?

正式名称「21世紀における国民健康づくり運動」、いわゆる「健康日本21」は、2000年に厚生省（現・厚生労働省）によって始められた健康施策のことです。

実は2023年の5月31日に、この「健康日本21」に関して、健康増進を取り巻く現状やこれまで掲げられてきた目標の達成状況などを踏まえ、その基本的な方針の見直しがなされました。

新たな「第三次プラン」は2024年4月1日より開始されています。

その推進のための説明資料には、「全ての国民が健やかで心豊かに生活できる持続可能な社会の実現」を「ビジョン」とし、そのために、「誰一人取り残さない健康づくりの展開」「より実効性をもつ取組の推進を行う」ということが高らかに宣言され、基本的な方向を「①健康寿命の延伸・健康格差の縮小、②個人の行動と健康状態の改善、③社会環境の質の向上、④ライフコースアプローチを踏まえた健康づくりの４つとする」ことが述べられていたのです。

その中の一つである「②個人の行動と健康状態の改善」は、健康寿命の延伸に向け重要だとされ、「そのため生活習慣の改善、これらの生活習慣の改善等による生活習慣病（ＮＣＤｓ）の予防に加え、生活機能の維持・向上の観点も踏まえた取組を推進する」ことに関連する目標がいくつか定められています。

「栄養・食生活」に関する目標ももちろんあり、そこには「多くの生活習慣病（ＮＣＤｓ）の予防・重症化予防」という観点が含まれていることも明記されています。

「果物摂取量の改善」という項目には以下のような内容が書かれていました。

「果物の摂取は、高血圧、肥満、２型糖尿病などの生活習慣病（ＮＣＤｓ）の発症リスク低下との関連が報告されているが、日本人の平均摂取量は増加していない。さらに、日本人の全死亡に寄与する食事要因として、食塩の過剰摂取、全粒穀類の摂取量の少なさに次いで、果物摂取量の少なさが報告されており、日本人における果物摂取量の増加は、食生活改善の重要な課題の1つである。」

説明資料の果物摂取量に関する文言はさらにこう続きます。

「高血圧、肥満及び2型糖尿病の発症リスクとの関連を検討したメタアナリシスによると、果物摂取量について、200g/日まではリスクが減少することが報告されている。また、冠動脈疾患、脳卒中及び全死亡のリスクと果物摂取量を検討したメタアナリシスでは、200g/日程度で相対リスクが低くなることが報告されている。これらを踏まえ、果物摂取量（ジャムを除く果実類）200g/日を目標とする。」

これは「1日に200gを目標に果物を食べましょう」という啓発であり、「ただし、2型糖尿病など一部の疾患のある者については、果物の過剰摂取が疾患管理において影響を与えうる」という注意喚起は一応されてはいますが、「果糖」の危険性に関しては特に触れられてはいません。

含まれる果糖の量は果物の種類によって違いがあり、例えばリンゴやブドウ、ナシなどには、100g当たり7～8gの果糖が含まれます。それを200g食べるとしたら、14～16gもの果糖を摂ることになります。

もちろん果物には体に良い成分もたくさん含まれていますし、この啓発もさまざまな角度から検討された上での総合的な判断によるものだとは思いますが、「脂肪肝の予防」という観点からすると賛成しかねるというのが、私の率直な思いです。

果糖が体に与える悪影響は、ほとんど認知されていない

実は2013年度から2023年度まで実施されていた「健康日本21」の第2

次プランでの、果物の摂取量の目標は、「（1日の）摂取量100g未満の者の割合が30％未満」というものでした。果物の摂取量が少ない人の割合を減らすことを目指していたのです。

ところが、健康日本21（第二次）の最終評価において、「果物摂取量100g未満の者の割合」は63・3％と目標達成からはほど遠く、さらに1日にまったく食べないという人が実に4割に上っていることも明らかになりました。

その結果を踏まえ、もっとたくさんの果物を食べるよう促すために、はっきりとした目標量を決めることになったのでしょう。

公益財団法人中央果実協会が発表した「2019年度の果物の消費に関するアンケート調査報告書」によると、果物をあまり食べない理由の上位は、「他に食べる食品があるから」「一度にそんなに食べられないから」「値段が高いから」といったもので、「太るといけないから」「甘すぎるから」をもっとも当てはまる理由に挙げた人は全体のたった10％程度でした。

やはり、果糖が体に与える悪影響についてほとんどの人は気づいていないのだと思います。

肝臓の最大の敵があまり問題視されない現実

肝臓にとっては果糖そのものよりさらに危険度が高い、果糖ブドウ糖液糖やブドウ糖果糖液糖などの「異性化糖」に関しても、日本では特に規制されていません。

消費者庁がその有効性や安全性について審査し、許可を与える「特定保健用食品」の中にも、この異性化糖を使用している商品はいくつも含まれています。

消費者庁のホームページによると、「特定保健用食品は、からだの生理学的機能などに影響を与える保健効能成分（関与成分）を含み、その摂取により、特定の保健の目的が期待できる旨の表示（保健の用途の表示）をする食品」だと定義されています。

この文言をそのまま受け取るならば、特定の関与成分に期待する効果があるのか、という1点のみで審査が行われているようにも受け取れますが、もう少し詳しいプレスリリースには「食品ごとに食品の有効性や安全性について国の審査を受ける必要がある」とも書かれています。

いずれにしても、**異性化糖を使用している商品でも「特定保健用食品」の審査を通っている**、というのは紛れもない事実です。

異性化糖に関しては、アメリカでは健康に対する意識の高い人の間で使用禁止運動が起きていたり、フランス、ハンガリー、メキシコなどでは、砂糖税を導入することで事実上の規制が行われていたりするようです。

けれども、私たちの住む日本でその危険性を問題視するのはごく一部の人たちだけで、今のところ議論さえされていないという現実があります。

インスリンが効きづらくなると、さらに多くのインスリンが分泌される

高血糖、そして糖尿病の発症に大きくかかわるのが、インスリンが効きづらくなる「インスリン抵抗性」です。ここで話題にする糖尿病とは、生活習慣の乱れが原因で起こる2型糖尿病のことであることをご理解ください。

インスリン抵抗性が発現する理由の一つは、内蔵脂肪などから出る、そして歯周病菌の関与も指摘されている「炎症性サイトカイン」と呼ばれる炎症物質です。

そして、もう一つの大きな理由は、インスリンが出過ぎてしまうことです。多くの糖質を摂取し続けることによって高濃度のインスリンにさらされること、すなわち「高インスリン血症」が起こることで、インスリンが効きづらくなってしまうのです。

どちらに理由があるにせよ、インスリンが効きづらくなれば、血液の中に多くの糖が残ることになりますから、当然さらに多くのインスリンが分泌されます。だから「高インスリン血症」はどんどんひどくなり、それに伴いますますインスリンが効きづらくなる、というイタチごっこが繰り返されていくのです。

そして、最終的にはインスリンを大量に出し続けた膵臓の疲弊によって、この形のイタチごっこは終わりを迎えます。インスリンがほとんど分泌されなくなるのです。

そうなると血中に多くのブドウ糖があったとしても、もうそれが代謝されることがありません。

こうして高血糖の状態が常態化し、その先の糖尿病への一歩を踏み出してしまうのです。

食習慣と生活習慣を改善しない限り、糖尿病の根本的な原因は取り除けない

「高インスリン血症」がインスリン抵抗性を引き起こすのは、インスリンの作用を受ける側の感受性が下がってしまうのが原因であるとの説が今のところは有力です。

だから、膵臓からインスリンが出なくなって糖尿病を発症した患者さんには、外からより多くのインスリンを投与する治療がなされることが多いのですが、中には徐々にインスリン治療薬が効かなくなる人もいます。

そうなった場合は、投与するインスリンの量を増やしたり、治療薬の種類を変えることで対応するしかありません。

それでも糖尿病が悪化していく人は後をたちません。さまざまな合併症に苦し

み、やがては糖尿病腎症にまで発展して、人工透析以外の対処法がなくなってしまう、という人もたくさんいらっしゃいます。

実は、「インスリンの感受性が落ちるからインスリンが効かない」という定説には矛盾があると指摘する声もあります。

ブドウ糖を取り込んだり、ブドウ糖を中性脂肪に変えたりする肝臓の働きは、インスリンの作用によって促進されますから、もしも本当にインスリンの感受性に問題があるのだとしたら、インスリンの「ブドウ糖を取り込ませる作用」だけでなく、「ブドウ糖を中性脂肪に変えて蓄える」作用も効かないはずです。

けれども、実際にはインスリン抵抗性が発現すると、脂肪肝が悪化することがわかっています。インスリンの感受性が下がっているはずなのに「ブドウ糖を中性脂肪に変えて蓄えさせる」という作用はむしろ強くなる、という矛盾したことが実際に起こっているのです。

インスリンの感受性に問題がないのだとすれば、糖尿病の治療の基本となるのはやはり食事療法なのではないでしょうか。

実は私のクリニックにいらっしゃる患者さんの中には、他の大きな病院で治療を受けているにもかかわらず、糖尿病がどんどん悪化してしまい、困り果ててここに来たという方もいます。

そういう方たちのほとんどは、たくさんの糖尿病治療薬を処方されているのですが、**糖尿病が生活習慣病である限り、食習慣、そして生活習慣を改善しない限り、根本的な原因は取り除けない**でしょう。

逆に言えば、それを正しく実行しさえすれば、必要以上に薬に頼らなくても、糖尿病は治る可能性が高い病気だというのが、多くの患者さんを見てきた私の偽らざる実感です。

薬だけを飲ませて、食事指導は一切しないという医者はおそらくいないと思います。

けれども、日本糖尿病学会が出している「糖尿病診療ガイドライン２０２４」

で唯一、すべての患者さんに当てはまる推奨グレードAを獲得している食事療法は「エネルギー摂取量の制限」、いわゆる「カロリー制限」です。

糖尿病の原因は、糖質の過剰摂取である可能性が高いことがわかってきているのに、いまも「カロリー制限」がもっとも推奨されているのです。

その指導を受けた患者さんたちは、いかにして摂取カロリーを減らすかを考えるでしょう。良かれと思ってカロリーの低いものを選べば、かえって糖質をたっぷり含んでいる炭水化物のほうばかりを食べてしまう危険があります。

その結果、何が起こるのかは、この本をここまで読んでくださったみなさんならもう十分おわかりでしょう。

経口血糖降下薬に頼りすぎると、糖尿病が悪化する危険がある

つい最近も、大きな病院に通っているのに糖尿病を悪化させてしまい、巡り巡って私のところに来た患者さんがいらっしゃいました。その方は、医者に言われた食事制限をしていると言いながら、糖質にはまったく意識を向けておらず、しかも、健康にいいからと、毎日たくさんの果物を食べていると言うのです。

私がその問題を指摘すると、糖質を摂りすぎてはいけないことや、果物を控えたほうがいいなんて話は一度も聞いたことがないととても驚いていらっしゃいましたが、それを聞いた私は愕然とするしかありませんでした。

しかもその患者さんには、非常に効き目の強い経口血糖降下薬も処方されていました。食事指導をしてもなかなか血糖値が下がらないとなると、インスリン治

療薬に頼るしかありません。その効き目が良ければ良いほどインスリン抵抗性は強くなりますが、そのたびに、量を増やしたり、もっと効き目の良い治療薬に変えたりするという対応をすれば、血糖値を下げること自体は不可能ではありません。だから、患者さんのほうも「薬があるから大丈夫」だと思い込み、食事のことはあまり気にしなくなっていくケースが結構多いのです。

でもそれは、たまった脂肪のせいでインスリンが効きづらくなる→高血糖になる→もっと多くのインスリンが分泌される→ますますインスリンが効きづらくなる、という脂肪肝が悪化して、やがて糖尿病に至る過程とほとんど何も変わりません。

唯一違うのは、やがてインスリンを出せなくなる膵臓と違って、治療薬ならさらに強いものを出せるということだけです。でもそれこそが糖尿病をじわじわと重症化させてしまう原因なのかもしれません。

脂肪肝の予防と改善に注力すれば、医療費の増大も食い止められる

超高齢社会の到来や医療の高度化などによる、医療費の増大が大きな社会問題になっています。

日本では、すべての国民が必要な医療を受けることができる国民皆保険制度が整っていますが、一般企業が加入している「協会けんぽ」の保険料率（標準報酬月額に対する保険料の割合）も、１９６０年には６・５％でしたが、現在は10・00％に達しています。

今後ますます医療費が膨れ上がっていけば、保険料がさらに高くなるのは間違いないのはもちろん、国民皆保険制度自体の存続も危ういのではないかという声もあります。

単純に考えて、**医療費を抑えるのにもっとも効果的な方法は、病気になる人を減らすこと**です。人口は減っているのですから、みんなが長く健康でいさえすれば、医療費の爆発的な増大は食い止めることができるはずです。

みんなが長く健康でい続けるための、もっとも効果的な方法こそが、まさに、脂肪肝を改善すること、そして予防することだと私は思っています。

厚生労働省の「国民健康・栄養調査」（２０１６年）によると、「糖尿病が強く疑われる」人は約１０００万人に上るとされています。さらに、「糖尿病の可能性を否定できない」人も同じく１０００万人いると推定されています。ただし糖尿病というのは、ある日突然発症するわけではありません。肝臓に脂肪がたまり始めたことをきっかけにじわじわと10年という時間を「糖尿病予備軍」として過ごしたのちに発症するケースがほとんどなのです。

だから、肝臓に脂肪がたまらないようにすること、つまり**脂肪肝にならないことを早い段階からみんなが意識していれば、それから10年後に２０００万人にも**

及ぶ、「糖尿病が強く疑われる」人、そして「糖尿病の可能性を否定できない」人を生み出さずにすむのです。

そして脂肪肝は、糖尿病だけでなくあらゆる病気の元になります。また、同様にあらゆうる病気のリスクを上げると指摘されている歯周病のリスク要因にもなり得ます。

そう考えると、脂肪肝をできるだけ遠ざけること、遅くとも脂肪肝のうちに対処することの重要さがわかるのではないでしょうか。それが決して難しいテーマではないことを、みなさんはもう理解してくださったはずです。

とにかく脂肪肝をターゲットにした対策を地道に講じ続けること。

それが自分の健康と命を守るのにもっとも有効な方法なのです。

おわりに

脂肪肝の患者さんが増えている背景には、年々顕著になっていく格差社会が暗い影を落としているのではないかと私は感じています。

例えばこの本で問題視した果糖ブドウ糖液糖などの異性化糖も価格を抑えるため、安いものほど多く使われているようです。あらゆるものに使われているとは言え、健康をお金で買うことができる人たちであれば、それを使わない商品を手に入れることは不可能ではありません。

世界的に見ても、「肥満・脂肪肝・糖尿病」などは貧困層で急速に増えています。なぜなら安いものに頼ろうとすると糖質に依存した飲料・食事になりがちだからです。わが国も、この10年程で「決して豊かな国」とは言えなくなってきました。この先に、さらに格差が広がるようであれば、肥満・脂肪肝・糖尿病が増加の一途を辿ることになるのではないでしょうか。

糖質より価格が高い肉・魚・乳製品は、逆に不足している人が増えていて、特に深刻なのがタンパク質不足です。そのせいで痩せている人も多いので、痩せているのに脂肪肝という人は今後増えていくのかもしれません。

鶏胸肉などの比較的安くて良質なタンパク質を十分に摂取し、5分でいいので筋トレを毎日やり、10分程度の早足ウォーキングをすれば、脂肪肝からは解放されます。

経済格差が健康格差につながることは、本来あってはならないことですが、置かれた環境の中で病気にならない知識を持つ必要性は明らかに増しています。

食事と運動についての正しい知識をもち、どうかできることから始めてみてください。

この本がその一助になるのであれば、著者としてこれほど嬉しいことはありません。

２０２４年10月

栗原　毅

参考文献

消化器集団健診　35巻，１９９７年2号（１２３）別冊

Targher G et al.Diabetologia 2008; 51(3):444-50

Sorensen HT et al.J Clin Gastroenterol 2003;36(4):356-9

Li J,et al.:Prevalence,incidence,and outcome of non -alcoholic fatty liver disease in Asia,1999-2019:a systematic review and meta-analysis.Lancet Gastroenterol Hepatol 4:389-398, 2019

Ito T,et al;The epidemiology of NAFLD and leanNAFLD in Japan:a meta-analysis with individual and forecasting analysis,1995-2040.Hepatol Int 15:366-379, 2021

Zou B et al.:Prevalence,characteristics and mortality outcomes of obese,nonobese and

lean NAFLD in the United States,1999-2016.J Intern Med 288:139-151, 2020
Stewart ML,et al.:Nutrients 2018;10:E129
Scallbert A and Williamson G.J Nutr 130:2073S-85 S, 2000
『「体重2キロ減」で脱出できるメタボリックシンドローム』（栗原毅著／講談社α新書）
『誰でもスグできる！ 脂肪肝をぐんぐん解消する！ ２００％の基本ワザ』
（栗原毅著／日東書院本社）
『脂肪肝の人のための食品成分ＢＯＯＫ』（栗原毅著／日本文芸社）
『内臓脂肪がみるみる落ちるすごい歯磨き習慣』（栗原毅・栗原丈徳著／飛鳥新社）

栗原 毅（くりはら・たけし）
1951年、新潟県生まれ。北里大学医学部卒業。元東京女子医科大学教授、元慶應義塾大学大学院教授。現在は栗原クリニック 東京・日本橋の院長を務める。日本肝臓学会肝臓専門医。脂肪肝の改善こそがメタボリックシンドロームの予防・改善に役立つと提唱。治療だけでなく予防医療にも力を入れている。『ズボラでもラクラク！ 内臓脂肪がスルッと落ちる 超悪玉コレステロールも減らす 自宅でできる名医のワザ！』（三笠書房）、『1週間で勝手に痩せていく体になるすごい方法』（日本文芸社）など監修書・著書多数。

栗原 丈徳（くりはら・たけのり）
1982年、東京都生まれ。栗原ヘルスケア研究所所長、歯科医師。鶴見大学歯学部卒業。慶應義塾大学大学院政策・メディア研究科中退。日本抗加齢医学会、日本咀嚼学会、日本摂食嚥下リハビリテーション学会などの会員。「予防歯科」「食と健康」をテーマに活動をしている。特に「口の健康と全身疾患との関連性」について大学や介護施設などで積極的に講演も行っている。

みなさん、脂肪肝をナメすぎです！

生活習慣病のリスクを下げる最新知識

2024年12月5日　初版発行

著者　栗原　毅
栗原　丈徳

発行者　佐藤俊彦
発行所　株式会社ワニ・プラス
〒150-8482
東京都渋谷区恵比寿4-4-9　えびす大黑ビル7F
発売元　株式会社ワニブックス
〒150-8482
東京都渋谷区恵比寿4-4-9　えびす大黑ビル

装丁　橘田浩志（アティック）
柏原宗績
編集協力　熊本りか
イラスト　平林弘子
DTP　株式会社ビュロー平林
印刷・製本所　大日本印刷株式会社

ISBN 978-4-8470-6225-4
ワニブックスHP　https://www.wani.co.jp